DE LA

THÉRAPEUTIQUE DE L'OEIL

AU MOYEN

DE LA LUMIÈRE COLORÉE

PAR

LE DOCTEUR LOUIS BOEHM

Conseiller médical privé

Professeur à l'Université de Berlin et à l'Académie militaire royale de Prusse

TRADUIT DE L'ALLEMAND

PAR

N. TH. KLEIN

Traducteur de l'Optique physiologique de Helmholtz

Avec deux planches coloriées

PARIS

A. DELAHAYE, LIBRAIRE-ÉDITEUR

PLACE DE L'ÉCOLE-DE-MÉDECINE

1871

DE LA

THÉRAPEUTIQUE DE L'ŒIL

AU MOYEN

DE LA LUMIÈRE COLORÉE

PARIS. — IMPRIMERIE DE E. MARTINET, RUE MIGNON, 2.

DE LA

THÉRAPEUTIQUE DE L'OEIL

AU MOYEN

DE LA LUMIÈRE COLORÉE

PAR

LE DOCTEUR LOUIS BOEHM

Conseiller médical privé
Professeur à l'Université de Berlin et à l'Académie militaire royale de Prusse

TRADUIT DE L'ALLEMAND

PAR

N. TH. KLEIN

Traducteur de l'*Optique physiologique* de Helmholtz

Avec deux planches coloriées

PARIS

ADRIEN DELAHAYE, LIBRAIRE-ÉDITEUR

PLACE DE L'ÉCOLE-DE-MÉDECINE

1871

En publiant cette traduction souvent interrompue par deux guerres néfastes, nous prions le lecteur de nous accorder son indulgence pour les défauts qu'il pourra nous y reprocher.

Nous devons également remercier M. W. de Voigts-Rhetz, ami de feu le professeur Boehm, du concours actif et bienveillant qu'il nous a prêté (alors que nos pays étaient encore amis) pour l'interprétation fidèle des idées de l'auteur.

Puisse notre travail propager en France des succès thérapeutiques qui ont été constatés en Allemagne, et puisse Mme veuve Boehm trouver, dans le bienveillant accueil de mes compatriotes, la récompense des sacrifices qu'elle s'est imposés !

N. T_H. K_{LEIN}.

Paris, août 1871.

AVANT-PROPOS

Appuyé sur les résultats d'une longue expérience, nous essayons d'exposer dans cet écrit un traitement méthodique, au moyen de la lumière colorée, pour les yeux malades et affaiblis, et le moyen de leur restituer ainsi leurs facultés normales.

Grâce à l'ophthalmoscope, les études histologiques et pathologiques ont fait faire à la thérapeutique oculaire des progrès essentiels ; aussi ne sera-t-il peut-être pas inopportun de rappeler également l'attention sur des recherches qui procéderaient essentiellement des *perceptions subjectives des malades* pour remédier à certaines affections des yeux, affections bien connues, mais souvent persistantes.

Ce procédé ressemblerait à celui d'après lequel on recherche un air plus propice pour favoriser la guérison de poumons malades, ou bien une nourriture plus convenable pour fortifier les organes de la digestion quand ils sont affaiblis.

Cette classe de maladies des yeux, pour la guérison desquelles la connaissance de la pathogénie n'a plus son importance habituelle, restera probablement longtemps encore très-considérable. Car, ou bien nous sommes forcés de reconnaître dès l'abord notre impuissance à cet égard, comme par exemple dans certaines affections héréditaires et dans les processus régressifs, ou bien la maladie est arrivée, avant que le malade se soit même douté de son véritable état, à ce degré extrême où il n'est plus temps de la prévenir.

Aussi ne s'est-on jamais fait illusion sur cet état de choses, quand il s'agissait de certaines affections extérieures, surtout de défauts de forme de l'œil; mais l'ophthalmoscope nous prouve, par des révélations toujours nouvelles et de plus en plus nombreuses, qu'il y a réellement, au fond de l'œil et dans la partie la plus importante de l'organe, un champ tellement riche d'altérations pathologiques arrivées au dernier degré du développement, qu'il faudrait en effet une foi bien robuste pour conserver toujours l'espoir de la restitution *in integrum*.

Or, s'il est vrai que cet aveu franchement exprimé ne manque pas de l'adhésion de bien des juges compétents; si, malgré les progrès faits jusqu'à ce jour, le moment est encore bien éloigné où une thérapeutique radicale, dirigée sur le fond de l'œil, pourra atteindre la perfection désirable, et si enfin les malades eux-mêmes sont peut-être moins disposés que qui que ce soit à attendre avec résignation l'avénement de cet apogée de l'art, il importe d'ouvrir une nouvelle voie et de trouver, en attendant, un moyen qui puisse, malgré la persistance de plusieurs affections de la rétine bien reconnues aujourd'hui, donner les résultats suivants :

1° Offrir une compensation aux services que l'œil aura cessé de rendre sous l'influence de la lumière ordinaire.

2° Rétablir l'harmonie de la vision binoculaire dont le trouble dérange et déprime plus qu'on ne le pense ordinairement les fonctions visuelles du malade. Si l'on veut bien me permettre de commencer par parler des avantages de cette thérapeutique, puisée dans la physique, sans crainte de prévenir le lecteur contre elle, je dirai que le traitement au moyen de la lumière colorée se recommande au médecin par la facilité de son application, au malade par l'absence de tout danger, de toute cause d'affaiblissement, de toute perte de temps, et parce qu'il guérit à peu près la quatrième partie des malades, et vient en aide d'une manière inappréciable à ceux-là même qui sont affectés de défauts organiques irréparables et rebelles à toute autre médication.

Afin que cette opinion ne paraisse ni suspecte d'un excès de prédilection de ma part, ni exagérée et trop

osée, j'ajouterai que tout en ayant donné dans mon traitement, à l'étude des phénomènes objectifs toute l'attention qu'ils méritent, je n'ai pas fait moins de cas de l'observation scrupuleuse des perceptions subjectives les plus
délicates et les plus intimes par lesquelles le malade
s'éloigne de l'état normal et réclame un secours spécial.

L'infirmité simple ou plus ou moins compliquée du
malade une fois reconnue, on s'appliquera à remplacer
directement ou à compenser; par une distribution de
lumière rigoureusement convenable, ou par une combinaison de modifications de lumière, ce qu'il aura réellement perdu de faculté visuelle, ou ce qu'il n'en pourra
plus utiliser faute d'harmonie dans la vision binoculaire.

Sous ce point de vue, cette nouvelle méthode thérapeutique, procédant d'une modification de la qualité de
la lumière, n'est en effet, au premier chef, que d'un
caractère purement palliatif; de plus, elle ne fait que
compléter l'art, créé au commencement du xive siècle par
le moine Alessandro da Spina et dont J. Kepler n'a donné
l'explication que trois siècles plus tard, en en cherchant
le principe dans la réfraction des rayons lumineux. Les
physiciens s'occupent de nos jours de recherches intéressantes, ayant pour but de déterminer par le spectre solaire
les matières constituantes du soleil, consumées par l'ar-
deur de l'astre à vingt millions de milles de distance de
notre planète. Pour nous, notre tâche sera de découvrir

et d'enregistrer exactement les différents effets que produit le rayon de la lumière bleue mis en contact avec la
membrane nerveuse de l'œil; nous le verrons ranimer
d'une façon merveilleuse la force visuelle émoussée, et
rendre à l'œil des facultés perdues par suite de l'influence
de la lumière blanche.

A côté des effets de réfraction de lumière qui s'appliquent aux défauts de l'accommodation, et dont on tire
actuellement un si grand parti dans l'ophthalmothérapie,
nous nous proposons de mentionner les effets non moins
positifs des modifications de la lumière colorée, dont la
rétine malade est un champ tout aussi accessible que fer-
tile. On peut être très-souvent obligé, par les circonstances, de combiner les effets des anciennes lois de la
réfraction de la lumière avec ceux des lois plus récentes
que nous allons démontrer pour la lumière modifiée par
rapport à sa qualité. Or, c'est seulement par cette combinaison de procédés que s'expliquent des faits pathologiques obscurs qui sont restés cachés jusqu'ici dans la
profondeur de l'œil, et que se présentent des résultats
thérapeutiques des plus inattendus.

Il n'y a pas lieu de s'étonner qu'une thérapeutique,
reposant sur des modifications de lumière et sur des phénomènes pathologiques essentiellement subjectifs, n'ait
pas plus tôt attiré l'attention des médecins, et qu'elle soit
restée si longtemps en dehors de principes bien arrêtés;

car la rétine est, on le sait, le champ clos des illusions subjectives ; les phénomènes de la vision binoculaire n'ont été que depuis peu de temps l'objet d'études physiologiques vraiment productives, et à moins d'avoir observé ces faits pendant de longues années et avec une sollicitude toute particulière, le thérapeutiste même ne parviendra pas à en juger et saisir le caractère avec la connaissance nécessaire pour en régler le traitement rationnel. L'art de l'opticien comptant aujourd'hui des représentants parmi les savants les plus distingués et étant apte à réaliser des résultats thérapeutiques impossibles à atteindre par d'autres moyens, je ne crains pas qu'on puisse taxer de rétrogradation le retour à un traitement plutôt palliatif mis à côté des beaux résultats d'une thérapeutique directement radicale.

Voici parmi les groupes des symptômes subjectifs qui, selon cette manière d'envisager la pathologie, se dessinent de plus en plus nettement, ceux qui fournissent ample matière à de nouvelles observations et ouvrent à la photothérapie un champ bien déterminé.

° L'amoindrissement de la netteté visuelle.

2° Les perturbations dans la perception des objets rapprochés ou éloignés.

3° Les sensations douloureuses provoquées par l'acte de la vision.

4° La diminution de la persistance de la force visuelle.

En tâchant de déterminer les limites et les conditions de l'influence réparatrice du rayon bleu dans ces différents cas, j'ai pu me convaincre que la plupart des malades d'yeux souffrent d'une perturbation dans la faculté de combiner ou fondre en une seule impression générale les impressions reçues par l'un et l'autre œil, et qu'en tenant compte de ce défaut ordinairement très-caché, on parvient à des résultats extrêmement satisfaisants dans tous les groupes des symptômes mentionnés ci-dessus. Car, de même que la moindre perte de force visuelle s'accusant dans l'un ou l'autre œil du malade réagit immédiatement sur l'effet total du sens visuel, de même le moindre excédant de lumière bleue apporté au côté relativement plus faible remédiera à la perte visuelle résultant du trouble de la combinaison binoculaire. La lumière bleue ne soutient pas seulement la force visuelle en général, mais redresse aussi, appliquée par nuances différentes à l'un et l'autre œil, le manque d'harmonie existant entre les deux yeux.

Il ne m'appartient pas de préjuger jusqu'à quel point je pourrai réussir à mettre au courant de la science cet ouvrage de thérapeutique, résultat d'observations récentes mais affirmées par le temps; je ne sais non plus si je puis parvenir à en coordonner et exposer les matières étroitement liées entre elles et présentant les dangers des redites, de telle façon que chaque chapitre puisse, à sa place dans la série des articles, servir de commentaire à l'ensemble. Bien que j'aie fait tous mes efforts pour atteindre ce but, il n'est pourtant pas impossible que, vu la nature du sujet, le physicien et le physiologiste, en partant de leur point de vue individuel, aient parfois des objections à faire à mes conclusions.

Mais quelque question scientifique et surtout quelque question thérapeutique que l'on traite, la chose essentielle sera toujours de bien préciser les faits; l'explication scientifique ne vient qu'en seconde ligne, et elle varie assez souvent, selon les opinions du moment. Ce ne sont pas seulement des milliers de guérisons qui garantiront à la thérapeutique exposée dans ces feuilles sa valeur pratique, mais c'est aussi cette autre considération que la thérapeutique au moyen de la lumière en général, ainsi que le traitement des perturbations binoculaires en particulier, repose sur une idée très-simple et qui se présente toute seule; or de pareilles idées, creusées jusque dans leurs détails intimes, se montrent ordinairement les plus utiles et les plus riches en conséquences et en promesses d'avenir.

Dr Boehm.

Berlin, le 15 juillet 1862.

DE LA
THÉRAPEUTIQUE DE L'ŒIL

AU MOYEN

DE LA LUMIÈRE COLORÉE

I

PROLÉGOMÈNES DE PHYSIQUE

---

1. — La lumière.

Différentes opinions ont été émises au sujet de l'origine et de la nature de la lumière. Autrefois on a supposé que la lumière était une substance subtile et impondérable, émanant des corps lumineux, surtout du soleil, et se propageant avec une extrême vitesse (*Théorie de l'émanation* d'Isaac Newton) (1). Plus tard on a cherché à expliquer l'origine de la lumière par l'ébranlement d'une matière subtile et élastique (l'éther) répandue dans l'espace, de la même manière qu'on a expliqué l'origine et la propagation du son par l'ébranlement ou la vibration de l'air. Charles Huygens (2) est l'auteur de cette dernière théorie dite des vibrations ou des on-

(1) Isaac Newton, né en 1642, mort en 1727.
(2) Charles Huygens, né en 1629, mort en 1695.

dulations, adoptée, depuis le développement que lui a donné Léonard Euler (1), par la plupart des physiciens. Ce n'est toutefois que de nos jours, et principalement à la suite des travaux de Young (2) et de Fresnel (3), que la théorie des ondulations l'a emporté sur celle des émanations aujourd'hui généralement abandonnée comme insoutenable.

On peut, en effet, avec une précision mathématique, déduire tous les phénomènes de la lumière de la théorie des ondulations, dont il est facile de prouver la concordance parfaite avec tous les faits fondamentaux. L'éther n'est donc pas lumineux ; cette propriété appartient aux corps qui sont aptes à le mettre en vibration. Les mouvements de l'éther, en se propageant jusqu'à la rétine de l'œil, produisent la vision.

2. — Réfraction de la lumière.

L'expérience nous apprend que la lumière, tant qu'elle demeure dans un milieu de même nature, se propage en direction rectiligne, et qu'en passant d'un milieu dans un autre, elle subit une réfraction. Les rayons, lorsqu'ils traversent un milieu de nature différente, éprouvent même une double réfraction, l'une à leur entrée dans ce milieu, l'autre du côté opposé, à leur sortie ; de façon que ces deux réfractions peuvent se compenser l'une l'autre, et que la lumière, en traversant des lames à surfaces parallèles, par exemple une vitre, ne se dévie en définitive aucunement de sa direction primitive. Mais quand la lumière traverse un corps dont

(1) Léonard Euler, né en 1707, mort en 1783.
(2) Thomas Young, né en 1773, mort en 1829.
(3) Augustin-Jean Fresnel, né en 1788, mort en 1828.

les surfaces sont inclinées l'une vers l'autre, par exemple un prisme trilatéral de verre, elle change, en y passant, sa direction primitive en proportion de l'inclinaison que présentent, l'une par rapport à l'autre, les surfaces du corps en question.

3. — Décomposition de la lumière en couleurs.

Un autre phénomène curieux qui se rattache également à la réfraction de la lumière, c'est la dispersion des couleurs.

Le rayon lumineux primitif et non réfracté nous apparaît, comme le soleil lui-même, incolore ou blanc. En laissant pénétrer dans une chambre obscure un rayon solaire bd par un petit trou rond b et à travers un prisme de verre s, dont l'angle réfracteur est dirigé en haut, on apercevra à la place de la petite image solaire ronde qui serait apparue sur

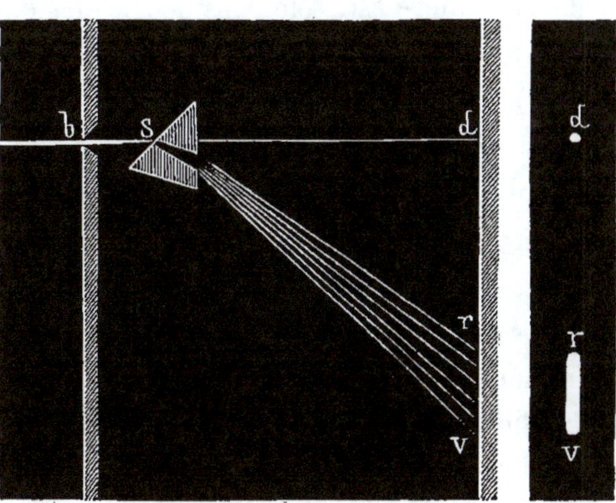

Fig. 1.

le mur opposé, en d, une image formant plus bas un ovale allongé : c'est le spectre solaire dans lequel on distingue sept couleurs différentes. La lumière blanche du rayon solaire est donc un composé, puisqu'elle contient ces lumières colorées ; seulement nous ne connaissons point ces couleurs sans les décomposer au moyen du prisme, parce que par leur action combinée sur chaque point de la rétine, elles y produisent l'impression que nous désignons par le terme de blanc. Chacune de ces lumières colorées étant d'une réfrangibilité différente, elles sortent du prisme réfracteur dans des directions différentes et dans un ordre invariable (pl. I, fig. 1). Au bord du spectre, à partir de l'angle réfracteur, se trouve le rouge, puis viennent l'orangé, le jaune, le vert, le bleu, l'indigo, et enfin, au bord le plus éloigné de l'angle réfracteur, le violet. Les rayons rouges sont donc les moins déviés de leur direction primitive et les moins réfrangibles de tous.

La clarté de la lumière est, selon la théorie des ondulations, en proportion de l'étendue des vibrations du milieu plastique (l'éther). La couleur est l'effet du nombre de ces vibrations. Ainsi 458 billions de vibrations par seconde répondent au rouge, et 727 billions de vibrations par seconde, au violet, placé à l'autre limite extrême du spectre. Or, la propagation de toute espèce de lumière ayant lieu avec une égale vitesse, il s'ensuit que la longueur de chaque ondulation de la lumière rouge doit être presque le double de celle des ondulations de la lumière violette et de la lumière bleue. Ce sont les propriétés de cette dernière, si remarquables et si incomparablement salutaires aux organes de la vue malade, que nous nous proposons, dans cet écrit, de soumettre pour la première fois à l'observation sérieuse des oculistes et d'amener à une application systématique.

II

LA LUMIÈRE BLEUE COMME MOYEN THÉRAPEUTIQUE

Nous avons essayé, dans le chapitre précédent, de résumer aussi succinctement que possible les opinions et les faits les plus importants que l'optique ait pu récueillir, concernant la lumière et les couleurs qui lui sont inhérentes. Quant à leur effet sur l'œil sain, la physiologie a coordonné à ce sujet les renseignements que lui a fournis son expérience spéciale. Mais l'examen de la lumière colorée par rapport à l'œil malade rentre dans un autre ordre d'idées; il s'agit ici de l'utiliser systématiquement comme moyen dynamique, modifiant radicalement la rétine, ou bien, ce qui n'est pas moins important, de se servir, en cas de désordres irréparables, de modifications convenables de la lumière, pour rétablir la faculté de distinguer les objets, dans une mesure s'approchant le plus possible de la vision physiologique. Car tant que nous ne pouvons pas opposer des moyens thérapeutiques, toujours nouveaux, aux altérations organiques si multiples de la rétine, dont le diagnostic à l'aide de l'ophthalmoscope fait tous les jours des progrès, nous serons obligés de chercher notre seul point d'appui dans le traitement au moyen de modifications de la lumière. Ce mode de traitement nous offre en effet des ressources qui dépassent toute prévision.

On n'a pas encore pu expliquer l'influence salutaire que certaines couleurs exercent sur l'œil ; cependant j'ai recueilli des données qui ne laissent plus de doute à cet égard. Mais ce que je puis démontrer jusqu'à présent, c'est que la *lumière bleue* se recommande tout particulièrement comme un puissant moyen de guérison et de soulagement, et que l'oculiste doit en étudier les propriétés, s'il ne veut laisser subsister une grande lacune dans sa pratique. Sans cette connaissance, en effet, il faut abandonner un grand nombre de malades qui trouveraient dans l'action du rayon bleu un soulagement ou une guérison, à peu près comme des organismes engourdis par le froid se raniment sous l'influence de l'air chaud.

Les effets positifs de cet agent purement physique, et partant accessible à tout le monde, peuvent être énumérés avec la plus grande certitude et appliqués d'après des règles parfaitement établies. L'opinion généralement répandue suivant laquelle on ne voit dans le rayon bleu que quelque chose de négatif, un simple préservatif, et un moyen commode d'affaiblir l'intensité de la lumière, doit donc être abandonnée, car elle n'embrasse qu'une partie très-minime des effets réels, et n'a que la valeur d'un vague pressentiment, à côté d'une action qu'on peut saisir avec la plus grande précision. La lumière bleue entre ainsi dans la catégorie des médicaments proprement dits et positivement efficaces ; elle se met au rang des autres forces et des autres

ressources du domaine de la physique, telles que la chaleur
et ses gradations, la pesanteur, l'électricité, etc. Cependant
elle présente sur ces moyens thérapeutiques un avantage
tout aussi favorable scientifiquement que pratiquement ; tandis que l'application des agents que je viens de nommer
implique ordinairement, outre une perte de temps considérable, les influences du doute, de l'envie, de l'illusion et de
l'impatience ou qu'elle constitue une spécialité pour le praticien, l'application convenable du rayon bleu fait, au contraire,
dès le premier moment, ressortir par des preuves éclatantes
le développement de la force visuelle ; elle peut, en effet,
être constatée et mesurée en raison du redressement de la
netteté de la vue, en raison de la petitesse des objets distingués (chap. IX, 2), de l'augmentation de la distance visuelle
(chap. IX, 3 et 4) et du temps (chap. IX, 6). Grâce à de tels
effets, la théorie physique des couleurs se transformera en
thérapeutique des couleurs.

Mais les résultats de la thérapeutique que j'ai entreprise
à l'aide de verres nuancés et taillés, résultats que j'ai vus se
vulgariser peu à peu, après plusieurs années d'observation
et de pratique, sans aucune publicité, seraient restés des faits
purement empiriques et isolés, sans enchaînement et sans
système, si l'optique n'avait pas, précisément dans ces dernières années, révélé tant de précieuses données sur la nature
de la lumière et des couleurs, et n'avait ainsi, comme
science auxiliaire, prêté son actif et utile concours à la médecine. Je dois avant tout mentionner ici avec reconnaissance
les recherches faites par H. W. Dove (1). Ces recherches sont

_____

(1) H. W. Dove, *Darstellung der Farbenlehre und optische Studien*. Berlin,
1853 und 1859.

aussi ingénieuses que profitables à la physiologie et à la
pathologie des yeux, et leurs résultats m'ont essentiellement
aidé à comprendre d'une manière nouvelle et plus conforme
à la thérapeutique le véritable sens des plaintes des personnes
qui souffrent des yeux (symptômes subjectifs). Car, quoique
dans les différents cas, il s'agisse des conditions pathologiques les plus hétérogènes, nous entendons toujours les
malades se plaindre avec une certaine uniformité (si ce n'est
que l'une ou l'autre des plaintes l'emporte sur le reste) de
la perte de la netteté visuelle par rapport aux objets éloignés
ou rapprochés, du défaut de persistance de la faculté visuelle
ou des douleurs causées par l'exercice de cette faculté.

Pour tous ces malades, la lumière bleue est certainement
le remède qui réunit le plus de qualités thérapeutiques,
particulièrement efficaces contre leurs infirmités ; car la
lumière bleue est, pour l'œil, la plus réfrangible, la plus
perceptible, la plus calmante et plus que toute autre elle
donne de la persistance à la faculté visuelle. Quel ensemble
de propriétés utiles ne trouvons-nous pas là, dès que fami-
liarisés avec elles et pourvus d'un appareil technique convenable, nous savons aller au-devant du besoin des malades.
Si l'ophthalmoscope nous permet de reconnaître les symptômes objectifs de la rétine et la nature formelle et histolo-
giquement localisée de ses affections, il nous ouvre la voie
des mesures thérapeutiques par l'observation matérielle ; si
enfin pour des raisons faciles à saisir, les efforts des oculistes
se sont surtout dirigés de ce côté, je me suis appliqué, d'un
autre côté, à analyser ici les symptômes subjectifs, les plaintes
individuelles des malades, en poursuivant uniquement le
but d'y obvier à l'aide du traitement symptomatique, et de

donner aux malades, par le changement de lumière, la satisfaction la plus immédiate que l'ancienne thérapeutique des
yeux leur a refusée jusqu'à ce jour. Occupons-nous d'abord
de l'examen des quatres propriétés thérapeutiques de la
lumière bleue.

III

DES QUATRE PROPRIÉTÉS ACTIVES DE LA LUMIÈRE BLEUE

---

1. — La lumière bleue est plus réfrangible pour l'œil que la lumière blanche et bien plus que la lumière rouge.

L'œil est comparable à un instrument fortement réfringent, de façon qu'il reste à savoir si, comme celui-ci, il disperse la lumière, ou s'il n'a pas cette propriété (s'il est achromatique). Leonhard Euler (1) est le premier qui ait démontré l'achromasie de l'œil, en s'appuyant sur sa composition de plusieurs milieux placés les uns derrière les autres, et dont chacun possède un pouvoir réfringent particulier. Mais l'opinion d'Euler a été modifiée de nos jours par les recherches de Brücke et autres, desquelles il résulte que l'œil ne serait achromatique que dans les limites de la vision distincte. C'est seulement dans ces limites, variables suivant chaque œil, que tous les rayons colorés se confon-

---

(1) John Dollond (né en 1706, mort en 1761) utilisa la découverte qu'Euler, son contemporain, avait faite sur l'œil, pour la confection des télescopes achromatiques composés de milieux différemment réfringents (crown et flintglass) (1758).

dent pour se projeter en blanc sur la rétine ; en avant et en arrière de cette distance, ils se séparent.

Pour bien constater cette achromasie et surtout la plus grande réfringence de l'œil pour la lumière bleue que pour la lumière rouge, il suffit de répéter l'expérience de Dove (1) : cette expérience consiste à regarder une flamme à différentes distances dans une chambre obscure et à travers une plaque de verre violet d'un choix convenable. A la distance de la vision distincte, la flamme présente alors une coloration réellement violette et sans bordure, c'est-à-dire que l'étendue de lumière rouge égale celle de la lumière bleue. L'œil est donc dans ce cas parfaitement achromatique. Mais à une plus grande distance que celle de la vision distincte, le violet se décompose, par suite de la réfrangibilité différente de ses couleurs fondamentales, et une belle bande bleue entoure la flamme violette tirant sur le rouge ; c'est-à-dire que la flamme bleue apparaît alors plus grande que la flamme rouge.

Au contraire, à une distance moindre que celle de la vision distincte, l'œil est frappé par une flamme violette bordée d'une bande rouge, fortement accusée, c'est-à-dire que la flamme rouge est plus grande que la bleue. Quand on soumet successivement plusieurs individus à cette expérience, en leur faisant regarder une flamme à travers la plaque de verre violet, chacun d'entre eux voit à une distance différente la flamme de couleur violette. Or, celui qui voit à la plus grande distance la flamme en violet est le plus hypermétrope ; tandis que le plus amétrope est celui qui, pour voir la flamme en violet sans mélange, doit s'en appro-

<hr>

(1) Dove, *loc. cit.*, p. 174.

cher le plus. Voici une autre expérience pour prouver la réfrangibilité prédominante de la couleur bleue. En dehors des limites de la vision distincte, un micromètre à lignes noires tracées sur un fond blanc se présente comme une tache grise ; un micromètre à lignes blanches tracées sur un fond noir apparaît comme une tache claire.

Regardons ce micromètre, c'est-à-dire la série de ses lignes à travers un verre bleu, et reculons jusqu'à ce que les lignes se confondent, de telle sorte que l'échelle ne paraisse plus que comme une tache ; dès que nous remplacerons le verre bleu par un verre rouge, nous verrons de nouveau la graduation avec ses lignes bien nettement accusées (1).

Cette expérience démontre de la manière la plus évidente que la distance visuelle est plus grande pour la lumière blanche que pour la lumière bleue, et beaucoup plus considérable pour la lumière rouge. Cette différence de réfrangibilité de la lumière rouge et de la lumière bleue peut être également exprimée de la manière suivante. Les lignes convergentes des deux yeux forment, sur les limites de la vision distincte, un angle plus aigu pour la lumière rouge que pour la lumière bleue. Et dans ce sens nous pouvons affirmer avec raison que les lumières colorées ont un rapport médiat avec l'accommodation, et que dans le cas où des altérations peu considérables, et surtout unilatérales, dans cette fonction physiologique, deviennent la cause de la vision indistincte, nous pouvons rétablir l'harmonie au moyen des lumières colorées, en les employant, comme nous le démontrons plus

____

(1) Dove, *loc. cit.*, p. 181.

loin, conformément à un système d'intensités différentes pour l'œil droit et pour l'œil gauche.

Là propriété de la lumière bleue mentionnée ci-dessus est en général d'une grande importance pour l'opticien. Un verre plan d'une nuance bleue déterminée peut remplacer un verre convexe d'une certaine force; seulement le verre convexe amène à l'œil la lumière déjà réfractée, tandis que le verre bleu plan fournit dans la même mesure une lumière plus réfrangible. Plus le verre bleu est foncé, plus le verre blanc qu'il doit remplacer pourra être convexe. Aussi un verre convexe bleu est-il plus fort en proportion de l'intensité de ses nuances qu'un verre convexe blanc du même rayon. Il n'y a donc pas d'illusion dans l'observation qu'on entend souvent faire à des personnes intelligentes, qu'elles voient les objets positivement plus grands et avec plus de netteté, dès qu'on superpose à leur lunette convexe un verre bleu plan, ou qu'on remplace leur lunette de verre blanc par un verre bleu d'égale convexité.

Cette substitution qui consiste à remplacer la lumière blanche réfractée seulement par une autre lumière modifiée par rapport à sa qualité rend des services considérables pour le rétablissement de la vision binoculaire troublée. L'expérience nous apprend que les yeux ne supportent pas longtemps la combinaison de deux verres convexes de différente courbure; ils s'accommodent au contraire avec la plus grande facilité de deux verres bleus de nuances différentes.

Une classe de malades d'yeux plus nombreuse qu'on ne le pense généralement et que jusqu'à ce jour on a été obligé d'abandonner à son sort, trouvera désormais un soulagement convenable dans cette combinaison susceptible des modifications les plus variées.

2. — La lumière bleue est plus douce que la lumière blanche et que toute autre lumière colorée.

L'opinion fondamentale que le jaune et le rouge se rapprochent plus de la lumière, tandis que le bleu penche plutôt vers l'obscurité, se fait déjà remarquer dans les idées que l'antiquité s'était formées sur les couleurs (1). Cette manière de voir qui attribue au rouge et au jaune une puissance lumineuse plus grande qu'au bleu, a été consacrée dans le langage par les termes de *rouge ardent*, de *jaune éclatant*, en opposition avec *bleu sombre*. Dans le langage artistique, les peintres désignent par l'expression de couleurs chaudes, celles où prédominent les nuances jaunes et rouges, et par le terme de froides, celles où le bleu abonde. Abstraction faite de ce qu'il y a d'idéal dans ces manières de s'exprimer, elles ne sont pas inexactes en tant qu'une plus grande intensité de lumière est approximativement accompagnée d'un plus grand développement de chaleur.

La physique expérimentale confirme l'influence douce et, pour ainsi dire, discrète de la lumière bleue sur le nerf optique, en démontrant l'intensité relativement moindre de la couleur bleue sous l'action d'un éclairage à la lumière blanche.

Pour obtenir au milieu d'un disque tournant à segments rouges et bleus (toupie coloriée) la couleur violette, il faut, d'après les essais de Plateau, donner aux segments rouges quatre fois moins de largeur qu'aux segments bleus. Quand en faisant tourner une toupie à champs bleus et jaunes, on se propose d'arriver à la couleur verte, la surface des segments jaunes doit également être beaucoup plus restreinte.

(1) Dove, *loc. cit.*, p. 183.

La preuve devient encore plus concluante lorsque la spi-

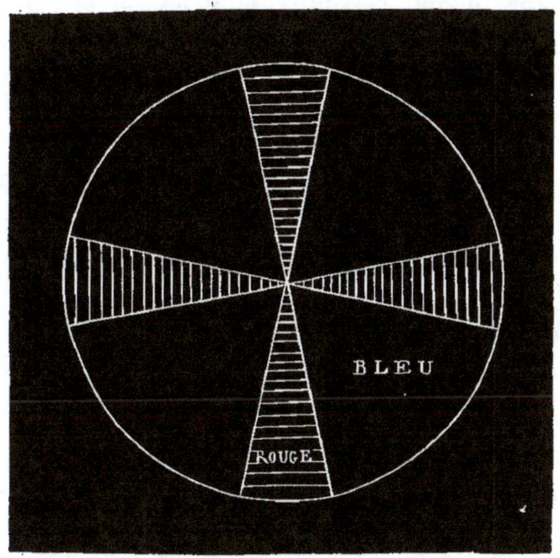

Fig. 2.

rale dessinée en noir sur un fond blanc par Fechner est

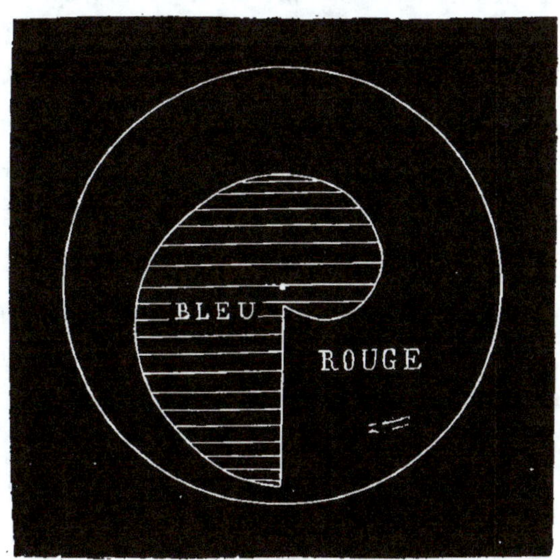

Fig. 3.

peinte en deux couleurs dont on se propose d'examiner le
élan ge (fig. 3).

En faisant tourner la toupie coloriée, si l'on cherche le point où, par la transition successive du rouge par le violet au bleu, ou du bleu par le vert au jaune, les deux couleurs en présence se contre-balancent exactement, on ne trouve jamais cet endroit au milieu du rayon du disque, mais toujours du côté du bleu.

La physique explique cette infériorité du bleu sous le rapport de la puissance lumineuse par l'étendue plus faible de ses vibrations ; or, suivant les observations très-consciencieuses faites sur le spectre coloré, surtout par Joseph de Frauenhofer (1), la clarté au milieu du bleu indigo ne s'élève pas même au dixième de celle de la couleur jaune dans laquelle, comme terme opposé, réside le maximum de la puissance lumineuse.

Dans la physiologie comme dans la thérapeutique des yeux, on ne peut pas formuler autrement ce fait démontré par la physique, qu'en disant que le jaune et le rouge agissent d'une manière plus excitante sur la rétine, et le bleu d'une manière plus douce. Aussi la physiologie ne manque-t-elle pas d'observations en faveur de la propriété protectrice que la lumière bleue exerce sur les yeux ; c'est ce que nous tenons à prouver comme élément utile du traitement des yeux malades. Nous devons, avant tout, mentionner ici la succession graduelle des couleurs. Lorsqu'on ferme l'œil après l'avoir excité en regardant, par exemple, le soleil couchant, l'image consécutive parcourt successivement toutes les couleurs de l'arc-en-ciel, en commençant par le blanc ; elle n'arrive au noir, c'est-à-dire à la disparition complète

____

(1) Joseph de Frauenhofer, né en 1787, mort en 1820.

de la sensation, qu'après avoir passé, en dernier lieu, par le bleu et le violet. Alors seulement le point excité de la rétine est rentré dans le calme comme le reste de sa surface. C'est donc évidemment dans la couleur bleue que le degré de l'excitation trouve son expression la plus faible.

C'est aussi à la propriété moins lumineuse et moins excitante de la lumière bleue qu'on peut attribuer ce fait physiologique, qu'elle devient, bien moins que les autres couleurs, la cause des couleurs complémentaires subjectives. Parmi les milliers de cas dans lesquels j'ai ordonné l'usage des lunettes bleues, je ne m'en rappelle qu'un seul où une nuance de lumière orangée apparut après l'éloignement des lunettes bleues. Il s'agissait d'un ecclésiastique déjà âgé qui avait l'habitude de passer une partie de la nuit absorbé dans de savantes études.

Lorsque, dans des altérations morbides de la rétine, les phénomènes lumineux se traduisent par les couleurs jaunes et rouges, c'est ordinairement l'indice d'un état bien plus dangereux que celui où les malades se croient transportés dans la lumière bleue. Il n'est pas rare qu'on observe ce phénomène de la lumière bleue après l'opération de la cataracte, sans que pour cela on doive regarder le succès comme sérieusement compromis. Des entreprises industrielles fournissent souvent les preuves les plus frappantes des effets plus ou moins pernicieux de différentes couleurs sur la rétine. Sous ce rapport, j'ai puisé des observations importantes dans un établissement de broderies de Berlin, où une cinquantaine d'ouvrières sont employées à broder sur des étoffes de soie qui présentent les couleurs les plus variées et des surfaces brillantes comme le satin. Le travail s'y fait d'après des patrons dessinés en lignes noires sur les étoffes.

C'est là que, depuis des années, les yeux les plus jeunes et les plus vigoureux fournissent toujours de nouvelles preuves de ce fait, que le jaune est la couleur la plus pernicieuse après le vert-pomme, qui, chose curieuse, l'est encore plus, car il détruit absolument la netteté visuelle.

On ne peut broder sur de belles étoffes de soie que pendant le jour, et encore faut-il interrompre fréquemment le travail. Les lignes du dessin se dérobent déjà complétement au bout de quelques minutes de travail, et la brodeuse n'a plus de patron, mais seulement l'étoffe claire devant les yeux ; même à l'aide d'un éclairage artificiel, il est absolument impossible de broder sur du satin vert-pomme. Par contre, toutes les ouvrières, sans exception, désignent l'étoffe bleue comme la plus favorable et comme celle qui soutient le mieux la force visuelle. On a prétendu aussi que la couleur bleue cause des maux de tête. Cette opinion repose sur une fausse déduction ; la couleur bleue permettant, grâce à son influence bienfaisante sur la rétine, un travail incessant, c'est le cerveau seul qui se fatigue dans ces cas.

L'effet particulièrement excitant de la couleur rouge se montre aussi d'une façon sensible par l'action que cette couleur exerce sur les animaux. Le dindon s'avance courroucé sur les personnes vêtues de rouge ; la fureur du taureau est stimulée dans les combats par le mouchoir écarlate, au moyen duquel le matadore détourne le danger qui menace sa vie. C'est un fait historique bien connu que, dans les guerres des Indes, les régiments anglais avaient souvent grand'peine à se préserver des bandes de taureaux sauvages qui, excités par les uniformes rouges, se précipitaient sur eux.

Les faits les plus variés concourent ainsi à prouver que l'œil sain lui-même est particulièrement excité par les couleurs rouge et jaune. Cette excitation prend un caractère plus grave, et peut, avec le temps, devenir dangereuse pour la vue lorsque l'organe de la vision est malade, sensible et modifié dans ses rapports avec la lumière naturelle par les moindres désordres organiques qui, dès ce moment, se révèlent objectivement à nous. La simple diminution d'intensité de la lumière est loin de rendre alors les mêmes services que la lumière bleue convenablement distribuée suivant les besoins de la rétine.

3. — La lumière bleue est plus perceptible que la lumière blanche et que les autres lumières colorées.

En thèse générale, les impressions seules qui agissent immédiatement sur les organes des sens sont perceptibles et arrivent à la conscience. Mais il faut pour cela que ces impressions se répètent avec une rapidité régulière. Les mouvements qui, à force égale, se répètent le plus souvent dans leur action sur les organes des sens sont perçus avec le plus de justesse ; ceux qui se suivent avec le plus de lenteur finissent par ne plus être séparément sentis du tout. Il y a, pour le sens de l'ouïe comme pour celui de la vision, un grand nombre de phénomènes qui résultent de cette gradation de la vitesse, et qu'on peut ranger les uns à côté des autres, comme ayant le même caractère pour la sensation.

Dans l'acoustique, ce fait nous explique :

1° Pourquoi les cordes de la basse aux sons graves ont

besoin, pour être entendues, de faire des vibrations plus étendues et plus énergiques que celles du violon, qui excellent par la vitesse de leurs vibrations.

2° Pourquoi les sourds entendent mieux un son de voix élevé, c'est-à-dire à vibrations plus rapides, qu'un son bas.

3° Pourquoi, dans un vaisseau, le sifflet domine le bruit des vagues et le mugissement des vents, tandis que la voix du marin se perd dans la tempête, lors même qu'elle est renforcée par le porte-voix.

Dans l'optique, le bleu est au rouge ce que, dans l'acoustique, le son haut est au son grave. L'impression sur la rétine et les vibrations de cette membrane sont plus fréquentes sous l'influence du bleu que du rouge ; de même que les vibrations du tympan produites par le son haut sont plus nombreuses que celles causées par le son grave.

Cette énergie et cette perceptibilité plus grandes de la lumière bleue nous expliquent un grand nombre de phénomènes visuels ordinaires et de faits d'optique. Or, les intéressants succès obtenus au profit des yeux malades ou usés, et qui seront mentionnés dans la suite de cet écrit, s'expliquent par la propriété que je viens de signaler. Semblable au sifflet du marin, le rayon bleu domine les obstacles et les obscurcissements de tout genre qui contrarient l'organe de la vision ; il contribue à l'éclairer et à le conserver quand la lumière blanche ne laisse plus d'espoir.

Les faits physiques suivants se présentent en première ligne comme autant de preuves de la supériorité de la lumière bleue, sous le rapport de la perceptibilité.

1° En nous promenant à la nuit tombante dans une galerie de tableaux, nous voyons disparaître peu à peu, comme

Dove le premier l'a fait observer, les vêtements rouges, tandis que les bleus continuent encore à ressortir dans toute leur vigueur. Car, de même qu'avec la diminution du son, les limites de la perceptibilité des notes basses (ou à vibrations lentes) se rétrécissent, de même la perceptibilité de la couleur rouge décroît en premier lieu d'une manière analogue quand la clarté du jour commence à diminuer.

2° La propriété en question de la lumière bleue explique également pourquoi le bleu du ciel reste parfaitement visible à la faible lueur des étoiles.

3° C'est dans la fréquence des vibrations du rayon bleu qu'il faut chercher la cause de ce fait, qu'une chambre où le jour pénètre à travers des vitres bleues, reste à la nuit tombante beaucoup plus longtemps éclairée qu'une autre pièce.

4° Les couleurs rouge et jaune des vitraux d'église, en offrant plus d'affinité pour la lumière, sont plus vivement éclairées pendant le jour; les couleurs bleues, au contraire, ressortent avec plus d'intensité vers le soir.

5° A la tombée de la nuit, un verre violet tire de plus en plus sur le bleu.

6° Dans l'expérience de la toupie de diverses couleurs, dont il a été question plus haut, il faut diviser les champs de façon que les bleus soient proportionnellement plus petits, si l'on veut qu'au moment du crépuscule, la rotation de la toupie produise le violet, comme résultante du bleu et du rouge, ou le vert, comme mélange du bleu et du jaune.

7° C'est enfin sur la perceptibilité plus considérable de la couleur bleue que repose l'observation suivante faite par Dove (1) au moyen du stéréoscope :

(1) *Loc. cit.*, p. 186.

Quand, après avoir mis un verre d'une certaine couleur devant l'œil droit et un verre de quelque autre couleur devant l'œil gauche, on regarde à travers le stéréoscope la projection d'un corps dessiné pour les deux yeux, en lignes blanches sur un fond noir, le relief du corps apparaît dans la couleur combinée, tandis que tous les contours se composent de lignes colorées séparées les unes des autres et se touchant dans le sens de la longueur. Le plus bel effet du phénomène se produit quand on emploie un verre laissant passer des rayons bleus homogènes et un autre se comportant de la même manière pour les rayons rouges. Or, quand on fait cette expérience à la nuit tombante, les contours rouges disparaissent de plus en plus jusqu'à devenir à peine visibles, et concourent cependant à faire ressortir encore le relief; mais ils finissent par s'effacer complétement, de sorte qu'à la place du relief, on ne voit plus que la projection du corps dessinée en lignes bleues, c'est-à-dire l'image qu'on voit par l'œil armé d'un verre bleu. Enfin si l'on adapte deux verres rouges aux ouvertures du stéréoscope, on ne voit plus rien, tandis que deux verres bleus employés de la même manière permettent encore longtemps de distinguer le relief.

La force décroissante de l'organe visuel répond au crépuscule du soir, et de même que dans ce cas le rayon bleu fournit la lumière, il possède également la propriété de conserver plus longtemps que d'autres rayons colorés la netteté des perceptions dans l'œil malade qui s'éteint.

4. — La lumière bleue l'emporte sur la lumière blanche et les autres lumières colorées, en soutenant mieux et en rendant plus durable la force visuelle.

Plus les occupations des hommes se sont spécialisées par suite de la division du travail, plus l'activité uniforme et continue des yeux est devenue une nécessité. Le jour ne suffisant plus à la tâche, la science a dû le prolonger, et elle a réussi à produire, à rehausser et à livrer au plus bas prix possible la lumière qui doit remplacer le jour (1).

La crainte que l'organe de la vue ne puisse pas lutter contre les innovations des inventions suscitées par une telle révolution dans les conditions de la vie est désormais un fait incontestable. Les personnes qui s'inquiètent de l'insuffisance de la force visuelle, qui se plaignent d'une fatigue trop prompte à se produire, et qui souffrent de l'épuisement des yeux, ont actuellement recours aux oculistes en bien plus grand nombre qu'autrefois et plus souvent que les lésions organiques accessibles au diagnostic ne l'expliquent. Un tel état de choses est un avertissement positif que notre thérapeutique n'a pas encore fait le progrès nécessaire pour mettre l'organe menacé à même de s'accommoder à la nouvelle vie et aux nouvelles inventions, et de s'exposer sans danger et sans fatigue à des influences exagérées.

C'est ce remède conforme aux besoins de l'époque que nous trouvons dans la lumière bleue ; mais celle-ci n'est pas un de ces simples préservatifs dont on n'a jamais manqué,

(1) Le tisserand de Londres se procure l'éclairage nécessaire pour huit jours de travail, dans une sombre chambrette, au prix modique de moins de douze sous.

elle nous rend des services bien plus importants en assurant, d'après des lois fixes, une plus grande persistance à la force visuelle. La physique, il est vrai, ne signale nulle part cette propriété de la lumière bleue, d'augmenter la puissance et la durée de la faculté visuelle ; mais entre les mains du médecin, cette puissance est la suite nécessaire d'autres propriétés utiles que la lumière bleue met au service des organes de la vue. Le côté vital de ce sens, avec ses variétés individuelles, est tellement prédominant, que la tâche d'indiquer le moyen propre à en soutenir la force incombe plutôt à la thérapeutique qu'à la physique. J'ai donc dû me borner, en me rapportant dans l'introduction de mon travail aux lois de la physique, à mentionner cette propriété de la lumière bleue ; mais j'ai dû la désigner en même temps comme la plus heureuse et la plus riche en applications. La démonstration de cette importante proposition :

« *La lumière bleue donne ia persistance à la force visuelle* », sera le but, la conclusion de ce travail (voyez chap. IX, 6) ; nous verrons là se concentrer en un seul foyer un grand nombre de succès thérapeutiques que la lumière bleue est seule apte à procurer d'une façon si remarquable.

IV

APPAREIL TECHNIQUE POUR L'APPLICATION DE LA LUMIÈRE BLEUE

A propos de la disposition d'une série de verres bleus de différentes nuances pour servir d'appareil thérapeutique spécifique à l'usage de la rétine, nous devons faire remarquer, par rapport à la matière à employer, que de tous les corps transparents examinés jusqu'à ce jour, on n'en connaît pas un seul qui fournisse une lumière complétement monochromatique, ou, autrement dit, homogène. Nous ne possédons aucune matière vitreuse offrant une lumière bleue parfaitement pure applicable à la thérapeutique.

Un pareil *tamis de lumière physique*, s'il m'est permis de m'exprimer ainsi, n'existe pas, et il se mêle toujours des rayons d'autres couleurs à ceux qui passent par le verre bleu.

Nous sommes peu renseignés, en regardant à travers une lame de verre bleu, sur la pureté plus ou moins grande de sa couleur, si intense qu'en soit la nuance. Ce n'est qu'au moyen du spectre solaire, que nous sommes à même d'en déterminer la valeur avec certitude. On produit le spectre solaire (comme il a été dit page 3, fig. 1) en mettant la plaque de verre coloré immédiatement derrière la fente par laquelle les rayons solaires pénètrent dans la chambre obscure. On voit apparaître alors, sur la paroi opposée, un spectre qui n'est pas complet, il est vrai, mais qui est conforme à la combinaison chromatique de la plaque de verre à examiner. Le beau verre d'azur qu'on obtient par une addition plus ou moins considérable d'oxyde de cobalt, depuis les nuances les plus foncées jusqu'aux plus claires, a été jusqu'à ce jour le plus convenable pour les usages thérapeutiques. L'amincissement des plaques nous fournit également un moyen de graduer l'intensité de la couleur. L'oxyde de cobalt a surtout l'avantage de produire une coloration tellement intense, qu'un millième de cette substance devient déjà perceptible dans la matière vitreuse. Mais la pureté de la couleur reste encore assez éloignée de l'homogénéité.

Pour se convaincre du fait, on n'a qu'à placer immédiatement derrière une fente une plaque de verre teint au cobalt, et d'une nuance azur suffisamment foncée, pour qu'il n'arrive plus au prisme que de la lumière bleu de cobalt ; le spectre produit ainsi sur le mur opposé ne change pas autant qu'on serait tenté de le croire, par suite des phénomènes d'absorption. Les deux tiers du spectre (à partir du bord violet) dans lesquels se trouvent le violet, l'indigo, le bleu, le vert et une partie du jaune ne changent pas. Ce n'est que le dernier tiers qui subit une perte partielle de couleurs. Il est traversé de quatre bandes noires (bandes d'absorption) qui couvrent une partie du jaune, de l'orangé et du rouge.

Plus la plaque de verre placée derrière la fente est d'un bleu intense, plus les bandes traversant le spectre deviennent foncées, sans cependant augmenter de largeur ; elles finissent ainsi par se confondre et par faire disparaître les teintes jaune, orangé et rouge interposées entre elles.

On peut conclure de cette expérience que le verre bleu de cobalt amortit en partie au moins l'effet des rayons jaunes, orangés et rouges, qui sont les moins favorables à l'œil atteint d'irritation ou d'une lésion organique; il y laisse au contraire arriver un excédant de rayons bleus sympathiques et doués d'une moindre puissance lumineuse. Or, ce changement de qualité de la lumière, par suite de sa nouvelle combinaison, est d'une importance capitale pour la rétine malade ; car celle-ci n'est pas seulement d'une telle sensibilité pour les différents degrés de réfraction de la lumière, qu'elle se ressent même des moindres améliorations apportées à la taille des corps transparents, et qu'elle est, par exemple, susceptible de saisir même la différence entre deux verres d'un foyer de 80 et de 90 pouces, mais elle a aussi le même sentiment exquis pour les changements de qualité de la lumière.

Plus le faisceau des rayons de la lumière blanche habituelle est transformé en mélange doux par des changements apportés à sa composition, plus nous voyons se rétablir et se raffermir les fonctions de l'œil après avoir été troublées par une cause physiologique ou même par une lésion organique.

J'ai donc pensé venir au devant d'un besoin essentiel de la thérapeutique en faisant confectionner au moyen de verre bleu de cobalt, et à l'usage des médecins oculistes, une série de différentes nuances de lumière, et en faisant adapter ces nuances, non-seulement aux verres plans, employés jusqu'à ce jour comme lunettes préservatrices, mais aussi aux verres taillés. Cent numéros de verres blancs concaves et convexes ayant été, comme on sait, en usage jusqu'à présent, le nombre des lunettes taillées qui s'offrent au choix s'est augmenté de 1200 par cette graduation de six nuances. Or, conformément au fait démontré dans le sixième chapitre de cet écrit (selon lequel les deux yeux de la plupart des malades demandent des verres de même taille, mais de nuances de lumière différentes pour l'œil droit et pour l'œil gauche), on peut calculer que le nombre des combinaisons possibles s'élève ainsi au chiffre de plusieurs millions. L'œil est le seul organe au service duquel nous puissions mettre un moyen d'une base d'action si large, soit pour favoriser la guérison au début des maladies, soit pour améliorer des affections organiques ou pour rendre au malade, malgré la persistance de ces dernières, l'usage de l'organe affaibli.

C'est en 1840, à l'occasion de ma présence dans l'établissement d'optique de Rathenow, et avec le concours de son intelligent directeur, M. Busch, que j'ai définitivement arrêté, au moyen d'une série de verres colorés modèles, cet appareil indispensable à une thérapeutique de lumière bien réglée. Aussitôt la matière première convenable sortie des verreries respectives, le nouveau système de verres convexes et concaves nuancés par degrés fut si bien exécuté dans cet établissement, justement célèbre par ses travaux, qu'il n'a pas discontinué à se répandre, qu'il est devenu sans réclame le bien commun d'innombrables malades et le moyen de prédilection entre les mains de beaucoup de médecins oculistes. Il a pleinement justifié sa réputation.

Les six nuances bleu de colbat qu'une longue expérience m'a fait reconnaître comme les plus utiles ont été reproduites planche II, ce qui m'a paru suffisant pour bien les faire connaître. Mais la précision scientifique exige des indications plus exactes, et, faute d'un cyanomètre convenable, j'ai essayé de satisfaire ce besoin par des solutions chimiques. Les nuances peuvent être exprimées en effet et fixées en poids et en mesure, avec beaucoup plus de précision par des solutions chimiques que par le verre et d'autres corps solides et transparents; car non-seulement la matière première de ces derniers, mais aussi le degré de chaleur très-variable dans leur fabrication, ont de l'influence sur la qualité de la couleur. Or, les solutions colorées ont en outre, sous le rapport technique, cet avantage si important surtout pour la thérapeutique, qu'on obtient par leur emploi une couleur beaucoup plus homogène que par celui d'un corps transparent et solide quelconque. La solution aqueuse du sulfate ammoniacal de cuivre, ou celle du bleu de Berlin dans l'acide oxalique, sont, par leur beau bleu, au premier rang des solutions colorées obtenues jusqu'à ce jour. La première efface complétement la moitié la moins réfrangible du spectre, et ne laisse passer que le bleu, l'indigo et le violet; la seconde s'approche plus encore de l'homogénéité de couleur, en faisant disparaître aussi le violet, de façon qu'il ne reste dans son spectre que le bleu et l'indigo. (Pl. I, fig. 3. — Pl. II, fig. 4.)

Les solutions bleues me paraissaient donc, par les deux qualités mentionnées ci-dessus, atteindre un double but : d'abord celui de la facilité technique de régler les nuances, et en second lieu celui de fournir à la thérapeutique une lumière aussi homogène que possible. C'est ce qui m'a engagé à faire construire des verres à lunettes creux et susceptibles de recevoir dans leur cavité, hermétiquement fermée, une couche mince de ce liquide d'un si beau bleu.

J'ai fait cimenter par leurs surfaces deux verres plans qui, contrairement à ce qui se pratique dans la construction des lunettes achromatiques et plaquées, étaient maintenus assez distants pour intercepter le bord étroit d'un troisième verre plan, dont la partie centrale était enlevée de manière qu'il ne restait qu'un bord d'une ligne et demie de large (semblable à la jante d'une roue). Les trois parties superposées ayant été mastiquées, le bord intercalé est perforé à un point donné, pour rendre la petite cavité intérieure accessible au liquide bleu qui est introduit au moyen d'une seringue ; après quoi, on bouche le trou avec du mastic.

Lorsqu'au lieu de verres plans on a besoin de verres taillés remplis du liquide coloré, on réunit deux verres plan-concaves ou plan convexes, après l'interposition du bord circulaire, de la même manière que les verres plans, pour recevoir la solution bleue de la nuance voulue. Ainsi des malades dont l'accommodation était défectueuse en même temps que leur rétine était gravement compromise, trouvaient, dans les rayons vivifiants et en même temps calmants de ces verres combinés et fournissant une lumière réfractée homogène, le moyen de faire valoir un reste de force visuelle, dans toutes les conditions indiquées de la manière la plus positive dans la partie thérapeutique de cet écrit (chap. IX).

Quant au côté technique des lunettes remplies du liquide bleu, et à la détermination des nuances colorées par la quantité de la matière colorante, j'ai donné la préférence à la solution de cuivre ammoniacal, vu qu'en outre de son homogénéité, la conservation inaltérable du liquide bleu devait être prise en considération. Je fus secondé dans l'appréciation de cette qualité par la circonstance que voici : Une solution de cuivre ammoniacal conservée dans un globe de verre pendant plusieurs années sur mon bureau, était restée tout à fait semblable à une solution nouvelle préparée à la même dose. M. Kindler, chimiste avantageusement connu par ses inventions techniques, eut la bonté de préparer, sur ma demande, une série de solutions de cuivre ammoniacal exactement dosées et répondant autant que possible aux six nuances de verre de cobalt employées par moi et reproduites planche II. Il va sans dire que dans la détermination de ces nuances, l'épaisseur de la couche de liquide coloré devait être prise en considération. Or, cette couche enfermée dans la cavité des lunettes pouvait être exactement calculée sur l'épaisseur du bord circulaire collé entre les verres : elle est, selon la mesure indiquée par M. Kindler, de 0,75 ligne de Prusse, de 0,772 ligne anglaise ou de 1,634653 millimètre français.

Les solutions suivantes répondent aux six nuances bleues en question.

À la nuance n° 1 :

> 1/2 partie, en poids, d'*ammonium cuprico-sulphuricum*.
> 95 parties d'eau.
> 5 parties de *liquor ammonii caustici*.

À la nuance n° 2 :

> 1 partie d'*ammonium cuprico-sulphuricum*.
> 95 parties d'eau.
> 5 parties de *liquor ammonii caustici*.

À la nuance n° 3 :

> 1 1/2 partie d'*ammonium cuprico-sulphuricum*.
> 95 parties d'eau.
> 5 parties de *liquor ammonii caustici*,

A la nuance n° 4 :

> 2 parties d'*ammonium cuprico-sulphuricum*.
> 95 parties d'eau.
> 5 parties de *liquor ammonii caustici*.

A la nuance n° 5 :

> 2 1/2 parties d'*ammonium cuprico-sulphuricum*.
> 95 parties d'eau.
> 5 parties de *liquor ammonii caustici*.

A la nuance n° 6 :

> 3 parties d'*ammonium cuprico-sulphuricum*.
> 95 parties d'eau.
> 5 parties de *liquor ammonii caustici*.

Ces proportions peuvent être modifiées dans la progression indiquée ci-dessus pour former les nuances encore plus foncées dont j'ai eu occasion de me servir dans des cas exceptionnels d'affaiblissement de la force visuelle.

V

DES LUNETTES GRISES (CENDRÉES)

———

J'examinerai ici une espèce de lunettes par lesquelles l'Angleterre a complété, il n'y a pas longtemps encore, l'appareil applicable à la photothérapeutique. Ces verres joignent à la transparence une nuance grise qui leur a fait donner, dès le commencement, le nom de *smoke* ou *neutral tint-glass*, verre fumé ou de teinte neutre. En faisant subir une certaine combinaison (1) au silicate de potasse qui entre dans la matière première, on a donné à ces verres fumés la propriété d'absorber partiellement tous les rayons colorés de la lumière blanche qui les traverse, et d'amoindrir ainsi, en proportion du degré d'opacité qu'on leur a donné, l'effet de la lumière, sans en changer cependant le moins du monde les couleurs. La lumière blanche, après avoir passé par ces

(1) On obtient du verre noir, absorbant tous les rayons et par conséquent opaque, en combinant le silicate de potasse avec l'oxydule de cobalt, l'oxyde de cuivre et le peroxyde de manganèse (ou bien aussi, à la place de ce dernier, le sesquioxyde de fer). Les verres gris pourraient donc bien provenir d'une combinaison semblable, contenant un alliage moins considérable de matières colorantes.

verres, en sort donc sans le moindre changement dans sa composition, c'est-à-dire comme lumière blanche, mais avec moins de clarté ou de puissance lumineuse. Quand par un temps clair, et vers le milieu du jour, on regarde à travers des verres fumés, ils font sur l'œil l'impression d'un éclairage adouci qu'on peut faire descendre, par le choix de nuances plus foncées, jusqu'à la faible lueur du crépuscule avancé. Les verres fumés réunissent donc, au plus haut degré, toutes les qualités désirables pour mettre l'œil à l'abri d'une lumière relativement trop vive.

On ne peut pas méconnaître, il est vrai, les avantages que les verres fumés présentent au point de vue physique; mais il importe de montrer le peu de valeur de ce simple moyen de protection en comparaison des succès thérapeutiques que la lumière colorée et modifiée dans ses propriétés peut procurer de la manière la plus positive, et dans des cas de troubles fonctionnels faciles à déterminer.

Inspiré du désir d'éclaircir par la voie empirique ce point si important, je me suis occupé longtemps à comparer l'effet des verres gris et bleus sur les malades les plus différents et du caractère ophthalmoscopique le plus varié; j'ai acquis ainsi la ferme conviction qu'il existe à peu près un cas sur cent où les lunettes fumées conviennent, tandis que tous les autres sont du domaine des verres colorés et offrant un excédant de rayons bleus.

On s'est autrefois déclaré sans restriction, et avec quelque apparence de raison, contre la possibilité d'une thérapeutique au moyen d'une variété de couleurs; ce fut au point que des autorités éminentes ont déclaré sans hésiter que les verres colorés sont « les instruments d'un art mal entendu et pernicieux ». Bien que cette répugnance ne soit pas encore vaincue par l'exposé de faits concluants, attendu qu'une application excessive et une coloration trop intense des verres ont parfois porté préjudice à la bonne cause et provoqué la critique assez fondée d'une (1) « exagération dans ce domaine », il n'y a pas de doute qu'une appréciation plus réfléchie ne tardera pas à faire reconnaître généralement la valeur des verres colorés ; alors les verres gris, qui adoucissent seulement la lumière, ne seront plus que d'une importance secondaire en comparaison des verres bleus.

On a cru devoir citer comme une preuve principale de l'inefficacité des verres de couleur le fait physiologique, très-important en effet, que la rétine saine n'est normalement excitée et satisfaite qu'en recevant tous les rayons colorés contenus dans la lumière blanche ; qu'elle se fatigue facilement sous l'influence d'une lumière où domine une seule couleur quelconque, et qu'elle ne conserve, dans ce cas, que la sensibilité pour les couleurs absentes. Ce fait est suffisamment prouvé non-seulement par l'apparition (aussi bien par la vision objective que par un effet subjectif) des couleurs complémentaires ou de contraste, mais aussi par un sentiment de malaise et de fatigue du sens visuel.

Mais, sans compter que toutes les couleurs n'excitent et ne fatiguent pas au même degré l'œil sain, il s'agit, dans l'application des verres colorés, d'un état de maladie par suite duquel les fonctions des nerfs de la rétine ont perdu l'équilibre physiologique ou ont peut-être changé de carac-

(1) Schoen, *Beitraege zur praktischen Augenheilkunde.* Hamburg, 1864 (p. IX de la préface).

tère par suite d'altérations organiques révélées par l'ophthalmoscope. Or il est de fait que dans quatre-vingt-dix-
neuf cas sur cent, il n'y a pas d'antipathie absolue pour la
lumière et pour les occupations qui en ont besoin, mais qu'il
y a bien plutôt sensibilité exagérée pour les rayons rouges et
jaunes qui sont les plus lumineux et les plus excitants, tandis
que la sympathie persiste pour les rayons qui réunissent la
plus grande douceur et la plus grande perceptibilité. En nous
appuyant sur ce qui précède, nous comprendrons parfaitement le jugement porté par presque tous les malades relativement aux effets comparés des lunettes grises et des lunettes
bleues : les premières leur procurent un adoucissement de
clarté avec perte proportionnée de netteté des objets; tandis
que les dernières leur rendent, en même temps que l'adoucissement de la lumière, la netteté si désirable de la vision,
et satisfont aux besoins multiples que j'ai tâché d'exposer en
détail dans le neuvième chapitre de cet écrit. D'après mon
expérience, les lunettes grises sont un bienfait pour les malades, peu nombreux, dont le système nerveux rétinien est
dans un état d'hyperesthésie semblable à celui qui prédo-
mine dans tout le reste de leur organisme. Ces malades n'ont
pas besoin d'une plus grande netteté dans la perception des
objets, mais, comme dans toutes les autres régions du système nerveux, d'une diminution d'excitation.

Le verre fumé sera, pour les malades hystériques et pour
beaucoup d'autres atteints de surexcitation cérébrale, un
moyen indispensable pour rester en relation avec le monde
extérieur.

CLINIQUE.

Guérison par les verres gris (trois cas).

PREMIER CAS.

Louise Haegel, âgée de seize ans, de constitution délicate, souffre depuis l'âge de six ans (par suite de la rougeole, à ce que l'on suppose) d'une opacité notable de la cornée droite. Quoique l'œil affecté n'ait gardé que faiblement la faculté de distinguer les objets, elle est arrivée à l'âge de seize ans sans éprouver de douleur et sans diminution notable de la vision dans l'œil malade. Mais, à dater de cette époque, toute occupation de près, à l'aide de l'œil droit malade, provoque des élancements douloureux dans celui-ci, et bientôt aussi dans l'autre ; au bout de quatre à cinq minutes, elle est forcée de cesser le travail. Les premiers essais pour remédier au mal furent faits avec des verres bleus de nuances différentes. Des lunettes

> Convexes n° 80, de nuance bleu azur II, pour l'œil gauche,
> Convexes n° 80, de bleu azur VI, pour l'œil droit,

furent employées pour voir à courte distance ; des lunettes planes des mêmes nuances pour la vue à longue distance. La malade put se servir de nouveau de ses yeux sans restriction et sans la moindre douleur. Six mois après, vers Noël 1861, l'ancien mal revint dans toute son étendue, malgré l'usage continué des lunettes bleues. C'est en vain que pour éloigner plus encore les rayons rouges et jaunes, j'essayai des verres de nuances plus foncées. L'observation que me fit la malade que ses douleurs ne se calmaient qu'à la nuit tombante, m'amena à conclure que, par exception, les rayons rouges et jaunes ne constituaient pas seuls l'élément hostile dans ce cas, mais qu'on devait laisser subsister toute l'échelle et en diminuer seulement l'intensité. Je prescrivis donc des verres gris de nuances respectives + 80 pour l'usage à courte distance. Le succès répondit à tel point à mon attente, que la netteté et la persistance de la vue en furent l'effet immédiat, et que la malade, après avoir porté des lunettes pendant quatre mois, jouit de l'avantage de pouvoir déjà travailler de temps en temps sans lunettes et sans douleur.

Diagnostic ophthalmoscopique.

OEil gauche. — La *papille* est orbiculée et à contours nettement dessinés. Les vaisseaux rayonnant du centre de la rétine sont sans dilatation, mais plus nombreux qu'à l'ordinaire et formant déjà, dans la région de l'entrée du nerf optique, des ramifications ténues. Le reste de l'œil est conforme à l'état normal, brun clair et sans *vasa vorticosa* visibles. .

OEil droit. — Il y a un trouble si considérable de la partie centrale de la cornée, que l'examen du fond de l'œil à l'aide de l'ophthalmoscope offre de grandes difficultés. La pupille ayant été dilatée au moyen d'atropine, la *papille*, vue par le bord limpide de la cornée, révèle une déviation de la forme ronde ; elle est plus petite que celle de l'œil gauche, et manque d'un contour net vers l'intérieur, où elle se montre entourée d'un cercle plus clair. Je tenais d'autant plus à mentionner ce cas, que je suis moins à même de préciser les circonstances qui faisaient rejeter ici l'emploi des lunettes bleues et recommandaient exceptionnellement un affaiblissement uniforme de toute l'échelle des couleurs, afin de

ranimer pleinement l'activité et la persistance de l'organe
de la vision.

DEUXIÈME CAS.

Le machiniste Fr. Rast présente un autre exemple exceptionnel de ce genre. Il fut frappé, au mois de novembre 1861,
par suite d'une affection rhumatismale, de *strabisme divergent* accompagné de diplopie. Des prismes incolores et bleus
restèrent également inefficaces pour rétablir la vision normale. Un prisme n° 10 de la nuance grise n° V, qu'à titre
d'essai je lui fis porter devant l'œil dévié, fit disparaître les
images doubles, et le malade continue jusqu'à ce jour à
voir avec la plus grande précision les objets les plus délicats.

TROISIÈME CAS.

La thérapeutique des couleurs produisit des effets tout
particuliers sur un jeune agronome, M. Gross, dont l'affection, d'ancienne date, montrait, entre autres caractères, celui
de produire souvent devant les yeux du malade une lueur
rosée, approchant parfois de la couleur du sang, comme je
l'ai observé chez des malades affectés d'embolie des vaisseaux de la rétine. Tout ce qu'il regardait en était couvert.
La portée de sa vue se trouve réduite pour les caractères
d'imprimerie ordinaires à 7 pouces de distance, la persistance
de la force visuelle à quelques minutes. L'œil droit, plus
faible et en même temps beaucoup plus sensible à la lumière,
en était la cause principale, sans que l'opthalmoscope fît
découvrir quelque chose d'anormal. Le malade met, en
été 1857, des lunettes bleues planes, nuance n° III à gauche, nuance n° V à droite. La lueur rouge disparut ; le

malade pouvait lire à une distance trois fois plus longue que par le passé, et ceci pendant des heures entières. Mais bientôt la thérapeutique des couleurs se montra insuffisante sous l'influence de la lumière artificielle; les lunettes faisaient naître dans ce cas des élancements et des larmes dans les yeux. J'essayai alors des lunettes planes grises, nuance n° 3 à gauche, n° 5 à droite, et ces lunettes rendaient, à la lumière de la lampe, les mêmes services que les lunettes bleues au grand jour. Le malade ne devait jamais confondre ses lunettes du jour avec celles du soir; il guérit de son infirmité, et peut maintenant (1862) travailler sans s'astreindre au moindre ménagement.

VI

DES PERTURBATIONS DE LA COMBINAISON BINOCULAIRE COMME SPHÈRE
PATHOLOGIQUE SPÉCIALE, ET DE LA MÉTHODE THÉRAPEUTIQUE QU'ON
Y APPLIQUE EN PROPORTIONNANT LA DIFFÉRENCE DES NUANCES
DE LUMIÈRE BLEUE A LA DIFFÉRENCE DES DEUX YEUX

———

C'est ici le lieu de parler d'une partie de la thérapeutique
des maladies d'yeux, qui n'a pas encore été traitée jusqu'à
présent. Avant les ouvrages ophthalmologiques qui ont paru
récemment, et dont chaque chapitre témoigne des progrès
de la science, on avait gardé un silence à peu près absolu sur
les perturbations de la vision binoculaire et sur leur traitement. Il reste donc à répondre à la question suivante :

*Comment l'harmonie de l'action de deux yeux, dont la
force visuelle a cessé d'être égale, peut-elle être rétablie, et
par quel moyen l'influence perturbatrice de l'œil le plus faible sur les fonctions de l'œil le plus fort peut-elle être modifiée de manière que celui-là redevienne pour celui-ci un
auxiliaire positif, au lieu d'être un obstacle et une négation,
et que l'action commune et utile des deux yeux puisse se
rétablir.*

On ne peut expliquer, sans tenir compte du caractère

particulier du sujet en question, comment l'art est resté
jusqu'à ce jour muet, impuissant et sans méthode par rapport à une question qui n'intéresse pas quelques cas isolés
seulement, mais une classe de maladies extrêmement nombreuses.

L'observation, en effet, en présence des altérations de la
vision binoculaire, ne se trouve pas sur un terrain immédiatement accessible à nos sens et à nos investigations directes,
sur lequel la pathologie, aidée comme elle l'est de nos jours
de nombreux instruments, ait fait des découvertes inatten-
dues ; elle se trouve, au contraire, aux prises avec le jugement des malades, qui, dans la plupart des cas, lui fournit
plutôt des indications erronées et accessoires que des données vraies et utiles. C'est pourtant la base principale sur
laquelle elle puisse s'appuyer. L'observation s'égare dans un
champ sur lequel les physiciens et les physiologistes n'ont
pas encore des opinions bien arrêtées, lors même qu'il
s'agit d'une situation parfaitement normale des organes de
la vue.

Je devais donc tout d'abord étudier le jugement émis par
les malades, et les nombreuses conclusions erronées et illu-
soires auxquelles il aboutit ordinairement ; ce n'est qu'après
ce travail préalable que j'ai pu rechercher les remèdes et la
manière de les appliquer aux différents cas suivant un système arrêté. Or, certaines lois d'une importance capitale,
quoique très-simples en elles-mêmes, une fois établies, j'ai
été à même de constater, résultat qui a presque dépassé mon
attente, qu'une classe nombreuse de malades étaient, malgré des altérations incurables dans le principe, devenus
susceptibles de traitement, et que des perturbations jus-

qu'alors irréparables de la vision avaient repris l'équilibre physiologique et perdu leur caractère désastreux et désespéré.

Qu'il me soit permis de me servir d'une comparaison pour mieux caractériser cette nouvelle direction de la thérapeutique. Deux yeux dont les fonctions combinées n'ont pas l'équilibre nécessaire sont comme une balance de précision, de laquelle on attend les pesées les plus exactes, mais dont les plateaux ne représentent plus un poids égal et dont les branches ne sont pas équilibrées. En pareil cas, l'usage des yeux, comme celui de la balance, quoique n'étant pas suspendu, devient pourtant incommode et ne donne plus que des résultats approximatifs. Mais de même que nous pouvons rétablir la justesse de la balance, jusqu'à en obtenir les indications les plus délicates, en mettant sur le plateau trop léger le poids rigoureusement nécessaire à l'équilibre, de même il suffit de donner, conformément aux règles de l'art, à l'œil le plus faible, le degré d'ombre bleue nécessaire pour rétablir immédiatement ses fonctions; le sens de la vision, réglé dans son ensemble, recouvre dès ce moment ses différentes facultés. La force de la vue sera ainsi rendue à l'un des nombreux malades de cette classe; la vue à distance ou de près à l'autre; la netteté visuelle à d'autres encore, et la persistance à la plupart de ceux qui en avaient ressenti péniblement l'absence, pour qui elle avait été une cause d'incapacité de travail, d'inachèvement et d'imperfection. Le malade soumis à ce traitement n'éprouve, il est vrai, aucun changement, quant au point le plus essentiel, ses altérations organiques. Ainsi le bord blanc autour de la papille ne s'efface pas, les vaisseaux choroïdiens de l'œil affaibli gardent le même caractère de clarté, et le pigment disparu ne revient pas. Mais le vœu le plus ardent du malade est rempli : la lumière nuancée à des degrés différents pour l'un et l'autre œil, combinée de gradations d'ombres différentes de chaque côté, est devenue pour la vision, comme le supplément de poids pour la balance, le moyen de corriger et de compenser un défaut très-pénible pour chacun et qu'on ne pouvait atteindre dans ses conditions fondamentales : car toute disparité des yeux, n'est pas seulement accompagnée d'une certaine privation (ce qui serait le moindre inconvénient), mais ce qui est pis, c'est que presque toujours l'infirmité de l'un des deux yeux entrave et altère les fonctions de l'autre, de sorte qu'il s'ensuit un état de souffrance sympathique de l'œil sain, préjudice très-positif qui a été négligé jusqu'à présent, et sur lequel on ne saurait pourtant porter assez d'attention. Je ne parle pas encore ici d'un état de souffrance sympathique dans le sens d'une affection réelle et organique, qui n'a lieu que dans quelques cas et dont on cite des exemples. Il s'agit ici du préjudice beaucoup plus commun, et par conséquent beaucoup plus intéressant pour nous, dont l'œil encore parfaitement sain doit nécessairement être atteint, et qui est plus grand qu'on ne l'admet ordinairement. Il importe donc de circonscrire cette influence hostile, comme on pourrait l'appeler, avec toutes ses conséquences débilitantes pour la vision normale. L'œil affaibli offre seul le moyen de soulagement, tandis que le malade, dans l'ignorance de son véritable état, croit ordinairement ses deux yeux faibles et malades, ou même ne se plaint que de son œil normal, trompé qu'il est par la circonstance que cet œil, à titre d'organe plus actif, doit continuellement surmonter les obstacles qui, au lieu d'un aide, lui viennent du côté opposé, et deviennent la cause d'une excitation s'élevant souvent jusqu'à la sensation de la douleur.

Je dois faire mention d'une circonstance particulière. Il paraîtrait tout naturel que le malade dont l'œil droit souffre de la coopération incomplète de l'œil gauche, préférât fermer celui-ci, pour ne se servir que de l'œil droit ; mais l'expérience nous apprend qu'une telle tentative de vision unilatérale satisfait rarement, et ne réagit nullement sur l'état pathologique qu'il faut combattre dans ce cas. La netteté des objets reste insuffisante, sans la participation convenablement réglée de l'œil affaibli, participation pour l'obtention de laquelle nous indiquerons le moyen ultérieurement ; et quand même la netteté ne manquerait pas, la persistance de la vue ferait en tout cas défaut. Un sentiment de malaise et de fatigue s'empare de l'œil employé isolément, et des sensations douloureuses transmises bientôt aussi à l'œil fermé imposent l'interruption du travail. Il ne restait donc qu'à découvrir un moyen qui permît aux deux yeux de coopérer, malgré leur disparité de force, efficacement et sans douleur à l'acte de la vision. La lumière bleue répartie à chaque œil, au degré d'intensité convenable et d'une nuance proportionnellement plus foncée pour l'œil affaibli, s'est présentée comme l'agent le plus avantageux pour atteindre ce résultat. La physique expérimentale a donné récemment naissance à deux doctrines qui l'une et l'autre énoncent en théorie, par rapport à l'œil sain, les principes que dans leur ensemble j'avais déjà trouvés être d'un grand secours pour le traitement des organes de la vue malades :

1° D'après la doctrine de Dove, la lumière bleue offre,

entre autres avantages, celui d'être plus perceptible que toute autre.

2° Fechner (1) prétend que, « quand la lumière qui agit » sur l'un des deux yeux s'augmente de la lumière qui agit » sur l'autre, la clarté produite par la première lumière » peut, selon l'intensité relative des lumières, être aussi bien » diminuée qu'augmentée par l'accession de la seconde ».

Or, l'augmentation de la clarté et de la perceptibilité des objets par l'intensité relative de la lumière bleue est précisément ce dont ont besoin un nombre incalculable de malades dont la faculté de perception serait, sans ce moyen, irrévocablement perdue.

Cet enseignement de la physique m'avait été confirmé déjà de la manière la plus positive par la thérapeutique. Il fallait donner à l'œil affaibli, de la lumière bleue d'une nuance plus foncée et exactement dosée, afin de relever le sens défaillant de la vision. Ce n'est qu'à force d'essais que je suis parvenu à créer ce traitement par la lumière, destiné à faire disparaître les disproportions dont les différences si variées de la force visuelle des deux yeux sont la cause : l'expérience et une heureuse chance m'ont fait trouver les nuances les mieux assorties pour fixer les limites dans lesquelles il est possible de rétablir complétement l'équilibre de la force visuelle des deux yeux, ou tout au moins de les mettre suffisamment d'accord, pour qu'ils concourent utilement à l'acte de la vision. J'ai été amené à conclure que le but était atteint, lorsque les malades, en fermant et en ouvrant alternativement les yeux, voyaient par l'œil malade armé d'un

(1) G. J. Fechner, *Ueber einige Verhaeltnisse des binocularen Sehens*, p. 416. Leipzig, 1860.

verre plus foncé la même couleur sur une feuille de papier, ou distinguaient quelquefois de petits objets avec la même netteté que par l'œil sain pourvu d'un verre moins foncé. Ces résultats, comme on pouvait le présumer, n'étaient pas sans limite. En effet, des yeux affectés au delà d'une certaine mesure, par des opacités de la cornée, par des déformations de la *papille*, par des vaisseaux choroïdiens trop saillants, par des altérations du pigment, etc., ne pouvaient pas être ramenés par la lumière bleue, convenablement nuancée, à l'état normal et à leur équilibre avec l'œil sain. Mais même des cas très-nombreux, loin d'être hors de la portée de ma méthode, sont susceptibles d'une amélioration notable, en tant que l'œil malade, au lieu de continuer d'être un obstacle réel pour l'œil plus fort, peut devenir dès lors pour lui un utile auxiliaire. L'expérience m'a démontré en même temps, surtout dans des cas où un œil très-affaibli exigeait un verre très-foncé, qu'à la longue l'œil sain finit par ne plus supporter la lumière blanche, et demande une autre nuance bleue quelconque, si peu foncée qu'elle soit, afin que des nuances, quoique différentes de *lumière bleue*, mais non de lumière *bicolore* (blanche et bleue), se rencontrent au point de convergence.

Tels sont les faits qu'avec le temps j'ai constatés, ainsi que d'autres du même genre; ils ont été suivis d'un succès qui a dépassé de beaucoup mon attente et a témoigné de l'efficacité de ce mode de traitement. Tout nouvel essai avec deux nuances bleues d'une intensité différente et choisies convenablement pour le cas individuel m'a fourni la preuve évidente d'un effet si parfaitement d'accord avec la relation pathologique particulière existant entre les deux yeux, que les affections ophthalmiques les plus variées peuvent participer au résultat de cette mesure thérapeutique, qui offre bien plus d'avantages que le simple soulagement de chaque œil isolément. Un effet *central* se manifeste, et il n'y a pas à douter que les deux nuances, en se combinant avec plus de facilité dans le cerveau, ne rétablissent l'équilibre entre les deux yeux, et n'atteignent jusqu'au germe les perturbations les plus variées de la vue (dont il sera question dans la suite de cet écrit), et ne mettent même un terme à des irritations qui, partant d'un point spécial du cerveau, se répercutent dans des parties éloignées de l'organisme.

Dès que l'œil le plus faible est sous la protection ou plutôt sous l'impulsion d'une lumière plus riche en rayons bleus, c'est-à-dire plus perceptible et plus douce, il ressent un désir irrésistible de venir à l'aide de l'autre œil qui a fonctionné seul ou presque seul jusqu'alors.

Il est certain que la sympathie des deux yeux, perdue depuis longtemps ou entièrement contrariée, se réveille, et les milliers de lignes télégraphiques émoussées qui, en passant par l'organe central des nerfs, sont destinées à mettre les deux rétines en communication intime, se raniment et reprennent leur rôle de conducteurs. La rétine affaiblie, venant à être exposée à une lumière plus douce et présentant des ondes plus petites, recommence à exercer une influence complémentaire sur l'autre rétine, que, sous l'action de la même lumière, elle avait fatiguée en y provoquant, dans la plupart des cas, des éblouissements. Sentant, par suite de l'application d'une lumière plus foncée à l'un des yeux, les facultés les plus variées de la vision (la *portée*, la *précision*, la *persistance*) subitement doublées de force, ou ses douleurs calmées, le malade est pénétré de la satisfaction de ne plus être borgne, ou de n'avoir plus à lutter contre des obstacles même plus grands encore qui accompagnent généralement cette affection.

Le but auquel, dans des cas isolés, on s'était si souvent, mais presque toujours en vain, efforcé de parvenir au moyen de la taille des verres différente pour l'œil droit et pour l'œil gauche, a été complétement atteint au profit des yeux de force inégale, et en opposition l'un avec l'autre. Ce que la réfraction de la lumière ne pouvait plus donner, surtout dans le cas d'affection organique de la rétine, a été obtenu ainsi au moyen de la graduation de la lumière. L'expérience nous apprend qu'un œil infirme, presque aveugle, expose l'œil sain à une affection par sympathie, l'affaiblit et le compromet jusque dans les parties organiques. Je me suis donc vu en possession du remède naturel à apporter à d'innombrables malades, d'un remède qui nous permet, à l'aide de l'œil affaibli, ou en apparence aveugle, mais ne se trouvant pas encore en dehors du rapport optique (chap. X), de réagir avantageusement sur l'autre œil plus fort, de le remettre ainsi d'un commencement d'affaissement et de le préserver de l'incapacité irréparable dont l'œil malade doit devenir la cause imperceptible, mais inévitable.

Voilà donc une importante lacune de comblée dans la thérapeutique ; car il ne s'agit pas ici de cas isolés, mais du salut d'une multitude de malades du genre le plus varié, qui, malgré le traitement le plus convenable, chacun pour son cas spécial, étaient auparavant soumis au sort commun de la dépendance d'un œil plus fort sous un autre atteint de faiblesse et manquant de direction et de secours. Le conva-

lescent, relevant d'une ophthalmie unilatérale, mais ayant
gardé, malgré le traitement, un léger trouble de la cornée
ou du cristallin, quelque petite exsudation dans la pupille,
quelque altération à peine perceptible du corps vitré, ou une
légère atteinte d'amblyopie, avec ou sans altération du fond
de l'œil, voyait souvent se confirmer de plus en plus ses
craintes les plus intimes, en sentant s'accroître avec le temps
l'irritabilité des deux yeux, en devenant plus myope, en se
fatiguant plus facilement, par la seule raison qu'il avait été
privé de la protection nécessaire pour prévenir les réactions
pernicieuses qui, après un traitement négligé ou incomplet,
se transmettent peu à peu à titre de désordre de relation
par la voie de la communication centrale de l'œil malade à
l'œil sain. C'est par la dose de lumière à vibrations différentes,
distribuée méthodiquement à chaque œil, c'est donc par un
moyen des plus faciles et des plus simples dont on eût à
peine attendu quelque effet sensible, qu'on arrive à un résultat négligé jusqu'à présent par l'art du lunetier, pratiqué
depuis près de cinq siècles, mais restreint aux lois seules de
la réfraction de la lumière.

Les perturbations nombreuses de la vision provenant du
rapport réciproque des deux yeux, et qui, comme telles, ne
peuvent être guéries directement, se corrigent par l'effet
palliatif d'un changement dans la qualité de la lumière ; et
d'ailleurs assez souvent elles se guérissent. La thérapeutique
a donc gagné dans la lumière bleue de nuances différentes, à
droite et à gauche, non pas un agent susceptible d'être remplacé, mais un moyen immuable et appuyé sur les lois de la
physiologie ; elle s'est enrichie d'un moyen positif et d'un
caractère particulier, qui au lieu de rester relégué dans les

hautes régions, souvent incertaines et ardues de la science, et entre les mains des sommités de l'art médical, se répandra, grâce à la facilité et à la simplicité de son application, comme les lunettes taillées, dans la pratique de la vie; et il pourra, sous la direction de tout médecin qui s'y intéressera, et même de l'opticien intelligent qui prendra la peine de s'y initier, devenir un bienfait commun. Une certaine habitude sera nécessaire, en effet, pour apprendre à adapter avec certitude, aux différents degrés de la force visuelle de l'œil droit et de l'œil gauche, les nuances de lumière convenables, et pour les appliquer selon les circonstances, soit aux verres plans, soit aux verres convexes, soit aux verres concaves, soit aux verres prismatiques. Mais plus on se sera familiarisé avec cette thérapeutique, plus on verra s'augmenter le nombre et la variété des cas dans lesquels on n'aura plus besoin de recourir aux tâtonnements longs et incertains de l'ancienne méthode; car le succès le plus immédiat et le plus complet couronne notre traitement par la lumière, et rien ne s'oppose à ce que nous appliquions toute autre médication, indiquée ailleurs, à nos malades, qui seront heureux d'être rendus, en attendant, à leurs occupations habituelles et préservés de toute influence nuisible.

J'aurai à peine besoin de rappeler ici combien ce fait est important par rapport à des cas chroniques et à des altérations organiques, où l'espoir d'une guérison radicale ne saurait être que très-restreint. J'insisterai seulement sur une règle principale qu'il faut suivre pour l'application du traitement par la lumière, et à laquelle les autres combinaisons de la lumière peuvent facilement être conformées. De même que le presbyte qui ne lit plus sans effort, ou ne lit plus du tout des caractères imprimés ordinaires, aura besoin, à peu de chose près, selon toute présomption, d'un verre convexe n° 20 ; de même pour l'application du traitement par les couleurs, celui des yeux qui aura baissé au point de ne plus distinguer ces caractères, demande déjà le n° V ou VI de mes nuances, tandis que l'autre œil, mieux conservé, et encore capable de lire, recevra une des nuances nᵒˢ I, II, III ou IV.

Le praticien encore peu exercé devra, pour le choix des verres de couleurs, comme dans celui des verres taillés, se guider principalement sur le jugement du malade, et ne trouvera qu'en tâtonnant les nuances à l'aide desquelles l'harmonie des deux yeux sera le plus complétement rétablie. Le praticien plus avancé, s'écartera de plus en plus du jugement des malades et saura fixer immédiatement, après les avoir fait lire de l'œil droit et de l'œil gauche, les combinaisons de couleurs les plus convenables. Beaucoup dépend ici, comme d'ailleurs dans la thérapeutique en général, du talent individuel. Quoique en possession des mêmes remèdes, chacun ne réussira pas également auprès de ses malades, surtout quand, dans des cas compliqués, les combinaisons de couleurs doivent être jointes à la taille convenable des verres et quand il faut en même temps avoir égard aux différentes occupations des malades ; mais, on ne saurait le contester, les plus beaux résultats sont dus au jugement le plus mûr et à la plus grande perspicacité.

Du reste, les moyens de reconnaître la plus heureuse combinaison des couleurs pour les différentes faiblesses de la vue ne manquent pas. Ainsi la seule mensuration indique la combinaison de couleurs au moyen de laquelle un myope ou un malade à vue faible, recouvrera la vision des deux yeux pour la plus grande distance possible. Or, ce n'est pas de quelques pouces, mais de plusieurs pieds, que la portée de la vue augmente par rapport à de petits objets, au moyen de la graduation pure et simple des couleurs de verres plans. Des tableaux imprimés indiquent les limites où l'œil, insensible à tout autre moyen, se dégage de son amblyopie par l'action de la fusion des couleurs sur les racines optiques. La montre sert à mesurer la persistance de la vision. Le malade pourra, grâce à des lunettes bien choisies, consacrer à ses occupations autant d'heures qu'auparavant il pouvait y consacrer de minutes; il sera même en état de se demander laquelle de ses facultés l'emporte sur l'autre, sous l'influence de la lumière combinée, ou la portée à distance ou la netteté ou la persistance de la vue.

Mais l'effet du rayon bleu se révélera encore d'une autre façon chez les malades dont le manque d'équilibre dans la vision binoculaire, ne se traduit pas par une faiblesse de la vue, mais par le strabisme. Le conseil suggéré par Stromeyer (1), introduit dans la pratique par Dieffenbach (2), de redresser le strabisme par l'opération, a fait porter une attention plus sérieuse sur les défauts de la vue de ces malades. J'ai démontré alors l'imperfection de l'appareil destiné à agir sur les yeux, par rapport à la vision à courte distance, défaut inhérent ordinairement à l'œil divergent seul, mais souvent aussi à l'œil normal du strabique; je conseillai de traiter par l'emploi des verres convexes bleus (3), cet état

(1) Stromeyer, *Beitraege zur operativen Orthopaethik*, p. 22. Hannover, 1838.

(2) J. F. Dieffenbach, *Ueber das Schielen, und die Heilung desselben durch die operation.* Berlin, 1842.

(3) L. Boehm, *Das Schielen und der Sehnenschnitt in seinen Wirkungen auf Stellung und Sehkraft der Augen*, p. 109 à 157. Berlin, 1845.

pathologique de Kopiopia (*hebetudo visus*), dont on n'avait pu encore se rendre compte en ce qui concerne les rétines. Donders fit alors adopter, en vue de la guérison optique des strabiques, les verres prismatiques. Mais le nombre des malades dont l'œil divergent suit l'impulsion du prisme incolore, n'est que proportionnellement restreint, et le traitement basé si ingénieusement sur les lois de la physiologie échoue souvent, soit que l'œil divergent soit en général trop affaibli (ne fait pas naître d'image double) pour suivre la sollicitation du prisme, soit que, malgré un reste de force visuelle et l'existence d'une image double, il soit animé d'une impulsion de sympathie trop faible pour former avec l'autre œil la combinaison binoculaire normale. Dans ces cas-là un certain excédant de rayons bleus, accordé en même temps que le prisme à l'œil divergent, est le moyen thérapeutique pour réveiller immédiatement la sympathie imparfaite, et pour faire renaître la combinaison binoculaire avec tous les avantages de force visuelle qui en sont la conséquence. L'œil divergent pour lequel le prisme incolore était un instrument d'optique tout à fait indifférent, revient immédiatement par le prisme bleu au regard normal et participe dès lors à l'activité de l'autre œil. Il dépend donc de nous de faire rentrer l'œil divergent dans la direction normale, ou de l'en faire dévier, selon que nous mettrons un verre plan bleu devant le prisme ou que nous l'en éloignerons.

Ayant pris à tâche de faire admettre la lumière bleue comme moyen de produire des résultats si variés, je vais, dans le chapitre suivant, développer la méthode de la répartition de la lumière bleue à nuances différentes de chaque côté. En vue des cas dans lesquels les traitements employés jusqu'à ce jour paraissent laisser subsister une lacune et où le diagnostic ophthalmoscopique ôte tout espoir d'une médication radicale et réparatrice, je mettrai encore une fois le fil conducteur de la physiologie entre les mains de ceux de mes collègues qui seraient disposés à se servir de ma méthode. Après avoir, à cette fin, décrit quelques cas de perturbation évidente de la combinaison binoculaire, dans les deux chapitres qui vont suivre, je rappellerai et mettrai en parallèle l'effet que produit la lumière à nuances différentes à droite et gauche, sur les deux yeux sains et celui tout à fait différent et avantageusement applicable dans la thérapeutique, sur des yeux affectés de disparité de force visuelle.

CLINIQUE.

Traitement des perturbations dans la combinaison de la vision binoculaire (cas 4-12).

QUATRIÈME CAS.

Des verres plans des nuances III et VI combinés agissent de façon qu'avec le rétablissement de la vision binoculaire, les yeux reviennent, de l'inaptitude complète, à la persistance de la vision pour les objets rapprochés.

Augusta Mechert, âgée de vingt-quatre ans, avait éprouvé une diminution notable de force visuelle, après s'être livrée pendant quatre années à la broderie sur du velours foncé; elle avait brodé ensuite sur des étoffes claires, mais au bout de quelques mois elle avait dû renoncer aussi à ce travail. Le diagnostic démontra que la malade pouvait bien encore lire, mais à la distance de neuf pouces seulement, et même alors la persistance faisait défaut, au point qu'après avoir parcouru deux lignes d'un livre, l'appesantissement des paupières et un sentiment de tension et de cuisson dans les yeux imposaient l'interruption de tout travail. La malade pouvait s'occuper de couture avec plus de persistance, comme je l'ai souvent constaté ; la cause en est que dans ce cas la tension réelle de la rétine est évitée, les yeux pouvant être fermés toutes les fois qu'on tire le fil. A côté d'autres remèdes, des lunettes bleues planes avaient été déjà essayées sans effet, parce que le point de départ d'où la résolution du mal pouvait être abordée, résidait dans le dérangement du mécanisme de la vision binoculaire. Je découvris bientôt que c'était l'œil gauche qui occasionnait ce dérangement ; il n'était plus capable de distinguer quelques lettres, sans difficulté, quoique l'examen ophthalmoscopique ne laissât pas reconnaître la moindre altération, ni dans la rétine, ni dans les milieux. Toute tentative de soulager la malade, à l'aide des verres taillés, resta également sans effet, ce qui prouvait que l'état d'accommodation était hors de cause.

Thérapeutique. — Afin de régler les rayons de lumière, venant de droite et de gauche pour former un antagonisme au centre, de rétablir l'harmonie de la vision binoculaire et de soulager la malade fatiguée des médications les plus diverses, je prescrivis les lunettes :

Verre plan de nuance III à droite.
Verre plan de nuance VI à gauche.

La portée de la vue restreinte à neuf pouces, comme je viens de le faire observer, devint immédiatement plus libre, en s'étendant de plusieurs pouces dans le sens de la distance de près et de loin. Les douleurs se calmèrent, l'aptitude de lire pendant quelques minutes s'étendit à plusieurs heures. La malade put non-seulement retourner pour toute la journée sans interruption à son travail habituel, mais y rester même (dans l'intérêt d'une expérience thérapeutique) sans le moindre préjudice, pendant plusieurs heures de la nuit et sous l'influence d'un éclairage artificiel. Lorsque j'examinai quelques mois plus tard la force visuelle des yeux non garnis de lunettes, la malade put lire, au lieu de quelques lignes, pendant tout un quart d'heure, et l'œil gauche avait fait des progrès notables dans l'aptitude à distinguer de petits objets.

Pour assurer la guérison radicale, je revins à la combinaison première des couleurs en prescrivant :

> Verre plan nuance II pour l'œil droit.
> Verre plan nuance IV pour l'œil gauche.

La malade travaillait sans difficulté avec ces lunettes jusqu'à quatre heures de l'après-midi et revenait alors avec avantage aux nuances plus foncées indiquées ci-dessus.

Des verres plans d'une même nuance pour les deux yeux, soit plus claire, soit plus foncée, que j'avais donnés à titre d'essai, perdirent en peu de temps leur efficacité, parce qu'ils n'atteignaient pas la cause du mal, la perturbation de la combinaison. L'échange des verres dans les lunettes, de façon que chaque œil reçût la nuance destinée à l'autre, fut naturellement suivi du pire effet.

CINQUIÈME CAS.

L'action de rayons bleus très-intenses sur la rétine de l'œil gauche, atteinte d'une affection organique et d'affaiblissement, rend toute son aptitude à la rétine droite saine, mais déprimée par la perturbation de la combinaison binoculaire.

Ottilie Gélinde, âgée de vingt-huit ans, était affectée depuis sa première jeunesse d'une opacité de la cornée de l'œil

gauche, et derrière cette partie malade et extérieure de
l'organe, on voyait, comme il arrive souvent, le fond de
l'œil gravement atteint. L'ophthalmoscope montra que la
papille présentait des contours peu nets et était entourée
d'un cercle plus clair. Les vaisseaux partant de sa surface
excavée, formaient un coude en se répandant dans la rétine,
et en changeant la distance focale on pouvait en suivre
un qui pénétrait sous forme d'un fil noir détaché dans le
corps vitré. En tenant compte de ces données, on n'était pas
étonné de trouver que l'œil ne déchiffrait qu'avec peine
quelques lettres du plus grand caractère d'écriture, n° 20
de Jæger.

Heureusement la malade devait être rangée parmi les
myopes peu avancés, autrement son œil droit, le seul dont
elle avait pu se servir depuis sa jeunesse, n'aurait pas résisté
si longtemps aux fatigues qui lui étaient imposées. Mais depuis les trois dernières années, son œil droit baissait aussi
de plus en plus et succombait aux influences hostiles de la
perturbation binoculaire, lesquelles se trahissaient par les
quatre symptômes suivants :

1° La persistance de la vue diminuait de plus en plus,
malgré la myopie de la malade, qui ne pouvait plus travailler
que pendant quelques minutes (voy. chap. IX, 6).

2° Elle était obligée de raccourcir de seconde en seconde
la distance des objets dont elle s'occupait en travaillant
(chap. IX, 3).

3° Une sensation de pression et de douleur, ayant son
origine dans l'œil gauche, se communiquait à l'œil sain, et
enfin même à la région frontale (chap. IX, 5).

4° Un obscurcissement, semblable à un brouillard, se répandait du côté gauche au côté droit et privait la malade de toute précision de la vue (voy. chap. IX, 2).

Je ne crus pas me tromper en supposant que cette série de symptômes avait pour cause une perturbation de combinaison; la lumière, convenablement nuancée, étant propre à remédier à ce défaut d'harmonie, me parut donc le seul moyen de guérison possible. Je prescrivis :

Verre plan de nuance II à droite,
Verre plan de nuance VI à gauche;

et conseillai à la malade de reprendre son travail dans les mêmes limites dans lesquelles elle avait l'habitude de le faire, à une époque déjà très-éloignée. Ce conseil fut suivi sans la moindre restriction, sauf une légère modification. La différence des nuances n°ˢ II et VI se montre insuffisante pour le travail sous l'influence d'un éclairage artificiel. La malade en éprouvait un malaise qu'elle comparait à un sentiment d'impatience, mais elle ne s'en ressentait nullement au grand jour. Je donnai donc pour le temps de l'éclairage artificiel :

Verre plan n° II à droite.
Verre plan n° VIII à gauche.

Le résultat en fut que la malade put, à titre d'essai, continuer plusieurs soirées de suite à travailler au delà de minuit, sans éprouver la moindre irritation aux yeux. Tout essai ultérieur pour atteindre le but au moyen des verres de même nuance échouait; les nuances moins foncées ne calmaient pas l'œil malade, les nuances également foncées privaient l'œil droit de la lumière nécessaire.

SIXIÈME CAS.

Exsudation plastique sous forme de dépôt circulaire sur la rétine autour de la
papille de l'œil gauche ; manque de précision et de persistance sans fatigue
de la vue, par suite de perturbation de la vision binoculaire ; rétablissement
complet de la capacité de travail par une nuance bleue plus intense appliquée
à l'œil malade.

Les fabriques de cigares sont les lieux de refuge les plus
recherchés et les plus convenables pour les individus à vue
faible ; l'ouvrage pouvant être porté, par rapport à l'œil,
à la distance ou dans la direction que l'infirmité individuelle
réclame. Les personnes affectées de maladies d'yeux de tout
genre s'attachent donc à ce travail après avoir échoué dans
d'autres occupations. Le sieur Korte, âgé de vingt ans, était
dans ce cas ; sa force visuelle avait été si insuffisante depuis
son enfance, qu'il avait eu de la peine à apprendre à lire, et
que de grands objets mêmes, portés à une distance relativement petite de ses yeux, ne lui apparaissaient qu'indis-
tinctement.

État actuel. — Le malade était obligé, en lisant, de tenir
le livre à un demi-pied de distance des yeux et de s'en rapprocher peu à peu (*Kopiopia myopica*, voy. chap. VI, 6),
de tenir sa tête dans une position oblique ou d'imprimer au
livre un mouvement de côté, et malgré cela il se fatiguait
en très-peu de temps. L'œil gauche était le siége principal
de l'infirmité. Il était incapable de lire. Le malade pouvait
lire de l'œil droit, mais pendant peu de temps seulement et
en faisant des efforts.

Thérapeutique. — Par suite de mes essais de soulager au
moyen de la lumière bleue ce malheureux, complétement

découragé par les traitements précédents, je parvins à constater les faits suivants :

1° Quant à la *réfraction de la lumière*, des verres convexes n° 50 donnèrent des résultats favorables, vu que des yeux faibles, comme dans le cas présent, en passant bientôt à la presbyopie, demandent alors pour leur amblyopie de la lumière plus concentrée, ainsi que pour leur presbyopie de la lumière plus réfractée ; des verres convexes satisfont à ces deux besoins.

2° Quant au changement de couleur de la lumière, la faculté de perception gagnait considérablement au moyen d'une combinaison de :

Verre plan nuance n° III à droite.
Verré plan nuance n° V à gauche.

Or, la combinaison de lumière réfractée et nuancée de la manière indiquée ci-dessus fut suivie du plus grand succès. Après avoir donné au malade des lunettes combinées de :

+ 50 nuance III à droite,
+ 50 nuance V à gauche,

la netteté de perception et la portée de sa vue furent doublées, il ne sentit plus de fatigue et n'eut plus d'effort à faire.

Ophthalmoscopie. — L'ophthalmoscope fournit non-seulement l'explication de la maladie, mais montre de la manière la plus concluante combien sont grands les services qu'on peut attendre, dans des cas désespérés, de ce traitement purement symptomatique qui, laissant de côté des lésions inabordables, répare les perturbations consécutives de la combinaison binoculaire.

L'examen de l'œil gauche au moyen du miroir simple,

montre déjà au fond de l'œil un reflet exceptionnellement blanchâtre, et la lentille convexe révèle une exsudation plastique qui, partant du bord de la papille, se répand sur une partie de la rétine, se termine par plusieurs arcs nettement dessinés et se distingue du fond obscur de l'œil par sa blancheur presque éclatante. Le diagnostic offrit tant de ressemblance avec la figure représentée par Jæger (1) planche XIII et décrite page 36, qu'on eût pu croire que c'était le même malade qui en avait été l'objet, à cette différence près que l'exsudation qui, dans le cas décrit par Jæger, ne touche que d'un côté à la papille, l'entoure dans le nôtre en forme de cercle. Ici comme là, les vaisseaux sanguins, à peine sortis de la papille, plongeaient dans le champ blanc de l'exsudation pour ne reparaître qu'à son bord extérieur et suivre leur cours normal à travers le reste de la rétine.

Le fond de l'œil était parfaitement sain, à l'exception d'un point où apparaissait également une exsudation blanche.

Ce fut au mois de janvier 1869 que la capacité du travail a été rendue au malade; je l'ai revu plusieurs fois et j'ai eu l'occasion de constater la persistance des bons effets.

SEPTIÈME CAS.

Maladie incurable de la rétine de l'œil gauche. La lumière bleue, convenablement nuancée, fait cesser les perturbations de la vision binoculaire et rétablit la parfaite capacité de travail.

Le professeur G..., de Quedlimbourg, âgé de cinquante-six ans, était myope par transmission héréditaire, et plusieurs de ses frères avaient la même disposition. Il portait deux

____

(1) Jaeger, *Beitraege zur Pathologie des Auges*. Wien, 1855.

lunettes concaves; n° 22 pour lire et n° 9 pour la vue à distance. Son œil gauche avait été toujours plus faible sans qu'il en fût résulté aucun préjudice pour la vision.

Au mois de novembre 1854, à la suite de maux de dents qui avaient duré plusieurs semaines et pendant lesquels M. C... avait beaucoup lu, son œil gauche fut subitement atteint d'une affection très-pénible. Un jour, pendant le dîner, M. C... s'aperçut tout à coup d'une ombre qui lui faisait l'effet de provenir d'un corps étranger, placé sur son nez, et il y porta plusieurs fois la main pour l'éloigner. Au bout de quelques jours cette ombre s'étendait sur l'horizon tout entier de l'œil gauche; il ne pouvait plus lire de cet œil et les lettres lui paraissaient déformées.

Mais le plus grand inconvénient de cet état de choses était l'influence perturbatrice exercée par l'œil gauche sur les facultés de l'œil droit, de façon que M. C... ne pouvait travailler qu'en faisant des efforts et en fermant l'œil gauche. La clarté aggravait cet état que l'éclairage artificiel surtout rendait insupportable. Le malade s'était en vain astreint, pendant toute une année, aux médications et aux privations les plus fatigantes, lorsque je le vis pour la première fois en 1855. J'essayai d'abord d'une lumière plus douce, en prescrivant des verres concaves n° 24, nuance n° IV. Le malade put lire, mais il en fut bientôt fatigué. C'est que le manque d'équilibre de la combinaison binoculaire n'avait pas été écarté en même temps. Aussi je joignis aux lunettes concaves n° 24, nuance n° IV, un verre plan, nuance n° II, du côté gauche. Toute perturbation fut dissipée par la nuance élevée d'un côté au n° VI, et le malade essaya de me peindre l'effet de ce changement par la comparaison suivante :

« Si l'on m'avait ordonné, dit-il, de soulever 40 livres, j'aurais été obligé jusqu'à ce jour (sans les lunettes) de les soulever du bras droit seul ; maintenant (avec les lunettes) j'ai le sentiment de pouvoir répartir le poids entre les deux bras, d'en donner trente livres à soulever au bras droit et dix au bras gauche. »

Ophthalmoscopie. — Le résultat ophthalmoscopique laissait peu espérer l'efficacité de toute autre médication quelconque. La papille n'existait plus ; son emplacement n'était plus marqué que par l'insertion de quatre vaisseaux se perdant bientôt, contrairement à l'état normal, en une infinité de petites ramifications. L'œil malade recouvra toutes ses facultés par l'emploi des lunettes concaves :

> — 24, nuance IV à droite, pour voir de près.
> — 24, nuance VI à gauche,   —
> — 10, nuance IV à droite, pour voir de loin.
> — 10, nuance VI à gauche,   —

J'ai, pendant les six années qui ont suivi ce traitement, reçu des rapports favorables sur le bon effet continu de ces lunettes, et l'usage parfaitement libre que le malade a pu faire, sans interruption, de ses yeux.

HUITIÈME CAS.

L'inaptitude des yeux causée par la perturbation de la vision binoculaire est guérie pour toujours par la lumière inégalement colorée et à réfraction différente.

Une malade, d'âge moyen, ayant été affectée depuis sa jeunesse d'une cataracte centrale, de façon qu'elle n'avait pu qu'avec grande peine vaquer à ses occupations, s'adressa à moi au mois de mars 1848. Le mal avait considérablement empiré depuis quatre ans et réduit à quelques minutes l'usage des yeux. La lecture et les travaux d'aiguille étaient devenus tout à fait impossibles. La malade avait toujours décliné la proposition de médecins distingués, de lui faire subir l'opération.

L'aggravation du mal de mademoiselle Seefluth (c'est le nom de la malade) était probablement la suite d'un commencement de presbyopie. J'essayai d'abord de combattre cet état par des verres convexes faibles. Elle lut, en effet, facilement de l'œil gauche seul à l'aide d'un verre + 50; mais les deux yeux ne coopéraient pas à l'aide de simples lunettes convexes, vu que l'œil droit, affecté de la cataracte, rendait les images confuses.

Ne connaissant pas encore à cette époque les qualités si efficaces et si positivement utiles de la lumière bleue, je supposai pouvoir en tirer parti seulement afin de supprimer l'activité de l'œil droit. Guidé par cette supposition erronée, je surajoutai au verre droit, dans les lunettes convexes n° 50, un verre bleu plan, et augmentai l'intensité de ce dernier jusqu'à ce que la malade se sentît complétement soulagée, en se servant des deux yeux.

La malade put, en effet, à l'aide de ces lunettes

+ 50 en verre blanc à gauche,
+ 50 en verre bleu azur nuance VI à droite,

lire beaucoup plus longtemps que par le passé; mais ce progrès ne me paraissant pas suffisant, je pensai que l'œil droit devait être préservé de la participation à la vision, non-seulement par l'affaiblissement de la lumière, mais aussi par la suppression du verre convexe. L'effet de lunettes

+ 50 en verre blanc à gauche,
Verre plan nuance VI à droite,

fut des plus satisfaisants. La malade parvint à lire, non-seulement durant le jour tout entier, mais même le soir (ce qu'elle n'avait jamais pu faire de sa vie) et sous l'influence d'un éclairage artificiel. J'ai cité ce cas de préférence, parce qu'il est un des premiers qui m'aient fait reconnaître le véritable mode de traitement sans que j'eusse pu encore me rendre compte de la théorie sur laquelle il était basé. Or, l'œil droit ne fut nullement mis hors d'activité dans ce cas, mais, protégé par le verre plan coloré, il apportait à l'autre œil, qui jusqu'alors avait été toujours ébloui pendant le travail, une lumière si douce et si propice que celui-ci fut rendu à toutes ses fonctions, qu'il n'avait pu remplir ni seul, ni en coopérant avec l'autre à l'acte de la vision. L'œil droit, privé de lumière réfractée par les lunettes combinées, comme il vient d'être indiqué plus haut, n'embrouillait plus, par suite de la cataracte, le contour des objets, ni les impressions reçues par les deux yeux. Les cas sont rares où, pour rétablir la combinaison binoculaire troublée, on ne recourra qu'à la sensation de l'œil affaibli pour la lumière en négligeant avec intention, par la suppression du verre taillé, *la sensation des formes ;* néanmoins ce mode de traitement restera, en raison de ses très-heureux résultats, indispensable à la thérapeutique.

A ce titre le cas suivant, entre autres, se recommande à l'attention du lecteur.

NEUVIÈME CAS.

Faiblesse de vue incurable, causée par l'altération organique du fond de l'œil et combattue avec succès par le rétablissement de l'harmonie dans la vision binoculaire, au moyen de lumière colorée, et à réfraction différente pour chacun des deux yeux.

L'archiviste du roi, M. de H..., sentait sa vue s'affaiblir de plus en plus dans le courant de l'été 1859. Au mois d'octobre de la même année, survint une inflammation aiguë des yeux, dont l'intensité se trahissait par de violentes douleurs lancinantes dans la tête et une grande photophobie, exigeant un énergique traitement antiphlogistique. Mais l'usage des yeux ne revint pas après la guérison de cette inflammation (choroïdite) et voici quel était l'état du malade, lorsqu'il vint me voir au mois de mars 1861, après avoir suivi inutilement plusieurs traitements.

Etat actuel. — Quand M. de H... essayait de lire des deux yeux, des douleurs se faisaient sentir au bout d'une minute dans l'œil gauche ; au bout de deux minutes un brouillard provenant du côté gauche voilait l'écriture qu'il empêchait bientôt tout à fait de reconnaître.

Mis à l'épreuve l'un après l'autre par un essai de lecture, l'œil droit lisait à la distance de un pied jusqu'à un pied neuf pouces ; l'œil gauche à la distance de un pied jusqu'à un pied trois pouces et pendant très-peu de temps seulement.

L'œil gauche était donc le plus malade des deux yeux ; il se fatiguait déjà au bout de quatre secondes et était plus sensible à la lumière, surtout le matin après le réveil, de sorte que le malade ne pouvait l'ouvrir que bien plus tard que l'autre.

Le résultat de l'ophthalmoscopie fut conforme à ces symptômes. Les vaisseaux choroïdiens étaient visibles dans les deux yeux, mais plus distinctement dans le fond de l'œil gauche que dans celui de l'œil droit ; un bord irrégulier plus clair entourait également la papille de l'œil gauche.

Thérapeutique. — Conformément à ces données, je me proposai de tirer parti de l'œil droit comme organe principal en lui donnant, au moyen de modifications de la lumière, l'œil gauche pour auxiliaire, afin de rétablir ainsi l'action commune des rétines.

Par des lunettes

Verre plan nuance III à droite,
Verre plan nuance V à gauche,

on atteignit de la manière la plus satisfaisante le but proposé.

Le malade s'était déjà servi de lunettes bleues qui, à cause de leur couleur égale, n'avaient été d'aucune utilité ; la combinaison indiquée ci-dessus fit immédiatement cesser l'irritation des yeux, et naître le sentiment de l'harmonie et du calme rétablis dans les organes de la vue. Mais le malade ne pouvait pas encore continuer longtemps à lire ou à regarder des objets rapprochés, bien que les lunettes de nuances différentes lui eussent facilité sensiblement cette tâche.

J'espérais arriver au moyen de verres convexes des mêmes nuances III et V à la persistance de la force visuelle pour de courtes distances. Mais mes expériences, auxquelles le malade se soumit avec beaucoup de patience, ne produisirent pas de résultat satisfaisant. Des lunettes

+ 30, nuance III à droite,
+ 30, nuance V à gauche,

furent les plus efficaces de toutes, mais elles ne permettaient au malade que de lire pendant une demi-heure au plus, après quoi la fatigue et les douleurs revenaient.

Ces circonstances m'engagèrent à agir exceptionnellement sur chacun des deux yeux par la différence de la couleur et de la réfraction de la lumière. Des lunettes

Verre plan nuance III à droite,
+ 30, nuance V à gauche,

prouvèrent de la manière la plus concluante l'efficacité de ce
traitement. Le malade sentit immédiatement son œil droit
disposé à être employé, et put bientôt, sans interruption,
lire et écrire ; le résultat n'étant pas tout à fait aussi favorable pendant le travail à l'éclairage artificiel, je fis pour
ces heures de la journée augmenter l'intensité des nuances
trouvées.

Les lunettes avec

> Verre plan nuance IV à droite,
> $+$ 25, nuance VI à gauche,

justifièrent ce choix, car le malade, après avoir été victime
des altérations organiques du fond de l'œil, rebelle à toute
autre médication, recouvra le libre usage de ses yeux. Les
rapports qu'il a communiqués de son état jusqu'à l'année
1862 affirment qu'il est rendu pour toujours aux fonctions
de sa charge.

DIXIÈME CAS.

Fournissant la preuve que la lumière bleue rétablit la sympathie détruite
des deux rétines et leur action commune.

Un serrurier, M. Leidig, âgé de vingt-six ans, s'étant exposé à un courant d'air après s'être échauffé en travaillant,
fut subitement atteint de strabisme, au point que le globe
de l'œil gauche avec la pupille dilatée ne bougeait pas, pendant une quinzaine de jours, de l'angle interne de l'orbite
et ne reprenait que peu à peu son mouvement vers l'angle
externe. Ce malade se soumit à un traitement intelligent et
actif y compris l'électricité, et aucune médication pendant
quatre mois ne fut épargnée ; enfin, on lui donna le conseil
de se servir de lunettes dont le verre gauche était couvert

d'un papier noir. Mais ce palliatif ne se montra efficace que peu de temps ; bientôt l'œil droit, dont l'action était seule sollicitée, s'affaiblit, et l'inaptitude au travail restait la même.

Lorsque j'entrepris le traitement de ce malade , au mois de juillet 1857, il voyait les objets simples à la distance de quatre à sept pouces ; au delà de cette distance, il se formait des images doubles et s'écartant d'autant plus les unes des autres que l'objet à regarder était plus éloigné des yeux du malade. La netteté des images doubles, m'engagea à essayer du traitement optique, et le n° 18 des prismes, que j'appliquai dans ce but, la base dirigée en dehors, à l'œil gauche, réussit le mieux. Pourvu de ce verre, Leidig, pouvait lire à la distance d'un pied et six pouces. Mais les images doubles, artificiellement réunies, ne s'accordaient pas, et d'autant moins que l'objet visuel était plus éloigné. Le malade ne pouvait lire pendant plus d'une minute, sans éprouver de la pesanteur, du trouble dans la tête, et enfin un vertige qui le forçait à fermer les yeux ou à voir se former de nouveau les images doubles.

Je combinai donc la nuance bleue n° V avec le prisme n° 18. Le sentiment de pression dans le cerveau diminua de la manière la plus frappante ; l'addition d'un verre plan, nuance n° III, pour l'œil droit, le fit disparaître tout à fait ; les rayons de lumière bleue, en nuances différentes des deux côtés, exerçaient par leur combinaison une influence si puissante sur les rétines, que le malade voyait dès lors les objets simples à la distance de deux pieds et demi au lieu d'un pied et demi, et qu'il pouvait continuer à lire pendant des heures au lieu d'une minute. Les lunettes

Prisme n° 18, la base en dehors, plaqué en nuance V, à gauche,
Verre plan bleu azur nuance III à droite,

permirent au malade de reprendre immédiatement les travaux de son état ; il m'a souvent, depuis, à des intervalles de plusieurs mois, rendu compte de l'efficacité constante de cet appareil optique, ainsi que de la facilité toujours croissante qu'il avait de s'en passer même de temps en temps.

ONZIÈME CAS.

La lumière bleue appliquée d'un seul côté fait disparaître la perturbation de la vision binoculaire chez un malade atteint de strabisme et de diplopie, par suite d'une attaque d'apoplexie, au point qu'il lui redevient possible de lire au moyen de verres prismatiques.

M. G. de Berg (de la Livonie) me consulta, dans l'été de 1860, à propos des suites d'une attaque d'apoplexie, dont il avait été frappé deux ans auparavant. L'usage de la langue était rétabli ; les traits de la figure avaient repris leur symétrie ; mais le bras et le pied gauches étaient restés faibles et l'œil gauche se déviait un peu de la position normale vers l'angle interne.

Ce qui tourmentait surtout cet homme, robuste et vif encore à l'âge de soixante ans, c'étaient des images doubles très-prononcées, qui entretenaient dans sa tête la sensation d'un vertige continuel, ne lui permettaient pas de faire un seul pas sans guide, et l'empêchaient complétement de lire ou d'écrire ; même en fermant l'œil malade, il n'était que pour quelques instants à l'abri de ces souffrances.

Un heureux choix de lunettes se recommandait dans ces circonstances comme le palliatif le plus nécessaire. La combinaison

Prisme n° 10, base en dehors à droite,
Prisme n° 11, base en dehors à gauche,

me parut après de nombreux essais faits avec des verres

taillés, être la plus efficace. Les images doubles, aussi bien d'objets rapprochés que d'objets éloignés, qui persistaient depuis deux ans, disparurent immédiatement. Le malade fut tellement frappé de ce changement qu'il se leva en sursaut de son siége. Le vertige avait cessé en même temps, et le malade s'empressa de descendre dans la rue pour constater la faculté de se guider seul, qui venait de lui être rendue.

Quatre mois plus tard, M. de Berg se présenta chez moi, en revenant de Marienbad, où sa santé générale s'était amé-liorée, m'exprima le vif désir de pouvoir lire, ce que les lunettes prismatiques n'avaient pas réalisé ; elles empêchaient bien les lignes et les lettres de paraître doubles, mais la presbyopie du malade ne lui permettait pas de les distinguer suffisamment. J'éloignai cet obstacle en mettant des verres convexes n° 15 devant les lunettes prismatiques. Dès ce moment, le malade put lire ; mais il se présenta alors un nouveau pnénomène d'un caractère particulier, dont j'attribuai la cause à une *perturbation dans la combinaison binoculaire ;* c'est ce qui m'a principalement engagé à retracer ici l'historique de ce cas. Le malade n'éprouvait pas seulement une grande difficulté à passer d'une ligne à l'autre, mais les lettres lui faisaient aussitôt l'effet d'osciller, comme si quelqu'un eût, avec la main, fait devant ses yeux un mouvement de va et vient. Le malade pressentait qu'en continuant à lire, il serait pris de vertige et de malaise, c'était apparemment une sorte d'avertissement *du cerveau pour indiquer le désaccord des courants de lumière blanche venant des deux côtés et concourant à la formation de l'image.*

Je surajoutai du côté gauche un verre plan, nuance IV, comme troisième correctif, et, dès lors, toutes les conditions d'une correction parfaite de la perturbation centrale de la vision furent remplies. Supprimer un des éléments constitutifs de ces lunettes, c'eût été détruire l'appareil optique. En essayant d'appliquer, jusqu'à leurs dernières limites, les principes de la physique à l'explication du fait thérapeutique, on dirait que les ondulations plus fines, et à vibrations plus rapides de la lumière bleue, pénètrent avec plus de facilité la masse cérébrale plus ou moins inerte du côté malade, et se combinent mieux avec le courant de la lumière incolore venant du côté sain. Le malade croyait ne pouvoir mieux peindre l'effet du phénomène qu'en disant que la sensation d'oscillation et de papillotage avait cessé.

L'appareil appliqué à ce malade se trouvait donc être un composé des différentes qualités optiques suivantes :

1° Pour la vue longue à distance : des lunettes

> Prisme n° 10, base en dehors à droite,
> Prisme n° 11, base en dehors à gauche.

2° Pour lire et écrire : des lunettes

Prisme n° 10, la base en dehors, sur la face antérieure plaqué de + 15, à droite.

Prisme n° 11, la base en dehors, sur la face antérieure plaqué de + 15, sur la face postérieure plaqué de nuance IV, à gauche.

Quoique d'après les rapports qui m'ont été adressés plus tard, le reste de strabisme causé par l'attaque d'apoplexie, n'eût pas disparu comme on pouvait s'y attendre, le malade a pu continuer, sans interruption, grâce à la combinaison d'une double réfraction et d'un changement de couleur de la lumière, à jouir de l'usage de ses yeux pour voir de près et de loin.

DOUZIÈME CAS.

La lumière bleue est le trait d'union entre deux yeux d'un état d'accommodation des plus opposés, et qui, sous l'influence de la lumière blanche, s . t irrévocablement destinés à être atteints de strabisme.

Mademoiselle de C...., âgée de vingt-cinq ans, est la fille d'un officier supérieur de l'armée, qui pourrait être cité comme un type historique pour la portée et la précision de sa vue. Il distinguait les cols des uniformes des troupes ennemies à une distance où d'autres en distinguaient à peine les masses, ce qui lui avaient valu le surnom de l'*OEil du régiment*. Les yeux de la fille de cet officier présentaient une particularité qui ne lui permettait que conditionnellement de distinguer avec précision les objets rapprochés ou éloignés. Par une combinaison curieuse, elle était très-myope de l'œil droit et assez presbyte de l'œil gauche. La malade s'était donc habituée à ne se servir que d'un œil, selon la distance des objets qu'elle avait besoin de voir ; elle lisait et s'occupait d'ouvrages à l'aiguille au moyen de l'œil droit, et se servait de l'œil gauche pour jouer du piano, ou pour regarder des objets éloignés. Or, pour supprimer l'influence perturbatrice de l'œil dont elle ne se sert pas pour le moment, elle le fait, à volonté, dévier et tomber en strabisme : si elle ne le fait pas, tout ce qu'elle regarde manque de netteté et de précision. La déviation ordinairement involontaire des yeux est devenue pour elle un acte musculaire dépendant de sa volonté. On pouvait aborder le traitement de ce cas de trois manières, afin de ramener les yeux à l'harmonie des fonctions ; le choix du meilleur mode devait être fait par la malade elle-même.

1° On pouvait rendre à l'œil gauche, tant soit peu presbyte, la faculté de voir des objets rapprochés au moyen d'un verre + 50 en nuance V. L'essai réussit ; la malade pouvait lire des deux yeux en même temps ; mais une sensation désagréable, très-naturelle du reste, s'y opposait. Car on s'était donné pour tâche de ne pas seulement ramener l'œil gauche à l'état normal, mais de le réduire à celui de l'œil extrêmement myope.

2° On pouvait essayer de relever l'œil très-myope par un verre — 24, nuance V. Cette méthode assura immédiatement une coopération réciproque plus facile et plus agréable. La malade voyait avec plus de précision et de persistance.

3° Mais les lunettes combinées de la manière ci-après :

\+ 50, nuance V à gauche.
— 24, nuance V à droite,

eurent l'effet thérapeutique le plus satisfaisant pour la malade. Elles remplirent toutes les conditions de la vision normale. Des objets éloignés ou rapprochés furent également bien distingués ; l'acte de la vision ne produisit plus de fatigue. Le strabisme disparut tout seul et sans que la malade eût à s'en préoccuper ; même quand elle le voulait, elle ne pouvait plus loucher ; elle faisait sans effort et sans déviation des yeux, la lecture à la lumière d'une lampe. Le rétablissement de l'harmonie dans des yeux si différents, et qui, durant toute la vie de la malade, avaient persisté dans une séparation presque complète, était vraiment le triomphe de l'art. La lumière bleue avait seule pu remporter un succès semblable en luttant, pour ouvrir la voie à la thérapeutique, contre des obstacles absolument insurmontables, de toute autre façon, et même sans différence d'intensité de lumière bleue devant l'un et l'autre œil. Pour en donner la preuve négative, je fis mettre à la malade des lunettes de la même combinaison + 50 et — 24, mais de verre incolore; elle ne put, malgré tous ses efforts, lire que pendant huit minutes, après quoi des élancements et de la cuisson dans les yeux et des tiraillements dans la tête devinrent si persistants, qu'elle dut renoncer à toute occupation ultérieure. Toute autre combinaison de verres blancs convexes et concaves resta également impuissante; la combinaison la plus convenable de + 50 et de — 24 avec la nuance moins intense n° IV, produisit même un sentiment de malaise; les yeux n'y trouvèrent pas l'adoucissement de lumière nécessaire à leur action commune; le retour du strabisme le prouva aussi objectivement. Le traitement optique des perturbations de la combinaison binoculaire peut donc être appliqué, comme le prouvent à l'évidence les exemples cités ci-dessus, et tant d'autres mentionnés dans les chapitres suivants au moyen de quatre modifications de la lumière :

1° En appliquant seulement des nuances de lumière bleue de différente intensité à droite et à gauche (cas 4 et 5);

2° En appliquant à droite et à gauche des nuances de lumière différentes et en joignant une même réfraction de la lumière pour les deux yeux (cas 6 et 7);

3° En appliquant à droite et à gauche des nuances différentes avec réfraction également différente de lumière (cas 8, 9, 10 et 11);

4° En appliquant à droite et à gauche les mêmes nuances de lumière avec réfraction différente (cas 12).

VII

PHÉNOMÈNES PHYSIOLOGIQUES QU'ON VOIT SE PRODUIRE SOUS L'ACTION DES COURANTS DE LUMIÈRE BLEUE DE NUANCES DIFFÉRENTES DANS LA COMBINAISON CENTRALE DES RÉTINES DE FORCE VISUELLE ÉGALE.

Pour bien saisir la méthode de traitement des perturbations binoculaires, décrite dans le chapitre précédent et reposant sur deux degrés de lumière proportionnés l'un à l'autre, il faut rappeler les lois suivantes de la vision normale.

Quand une personne à vue normale diminue l'intensité de la lumière en couvrant de la main ou autrement l'un des deux yeux, ces derniers participent tous deux au bénéfice de l'ombre produite d'un côté seulement. Voilà pourquoi beaucoup de personnes ont l'habitude de fermer plus ou moins un œil, quand elles sont exposées au soleil ou à quelque autre lumière trop éblouissante ; l'œil qui reste ouvert distingue alors mieux les objets par suite de l'adoucissement de la lumière. Le degré de facilité de fermer l'un des deux yeux me sert essentiellement de point de départ pour l'application du traitement par la lumière. Plus l'aptitude du muscle obturateur du côté gauche, par exemple, est développée, plus il y a lieu d'en conclure la faiblesse de l'œil gauche. Même dans le cas où la disparité des deux yeux n'est pas encore bien prononcée, cette circonstance est un symptôme objectif très-sûr.

On peut amoindrir l'intensité de la lumière, non-seulement en diminuant tous les rayons (bleus, rouges et jaunes), mais aussi au moyen d'un verre d'une certaine couleur préservant l'œil de toutes les autres; par exemple, en affaiblissant au moyen d'un verre bleu les rayons rouges et jaunes, et en produisant ainsi une lumière moins vive, et en même temps douée de qualités particulières et plus favorables à l'œil. La faculté de perception de l'organe étant ainsi avantageusement excitée par la *modification de la quantité et de la qualité* de la lumière, l'application de verres colorés ne se prête pas seulement à des expériences optico-physiologiques, faites sur les rapports réciproques entre deux yeux sains; mais elle fournit surtout aussi à l'oculiste le moyen de remédier à des disparités binoculaires.

Quand on met devant l'un des yeux d'une personne à vue normale un verre bleu d'une certaine intensité, par exemple de la nuance n° VI, sans qu'elle ferme l'autre œil, elle croit immédiatement voir la couleur bleue devant les yeux; mais la couleur sera d'une intensité moitié moindre que la nuance du verre appliquée à l'un des yeux; l'effet sera le même que si un verre de la nuance n° III était appliqué à chaque œil.

Ou bien, quand on met devant les yeux d'une personne à vue normale deux verres bleus de nuances différentes, par exemple des nuances n° II à droite et n° IV à gauche, il en résulte la nuance moyenne de ces couleurs et l'effet en sera à peu près celui que produiraient deux verres de nuance III appliqués aux deux yeux.

Ce résultat physiologique s'explique dans l'un et l'autre cas par le fait que, quoique chacune des deux rétines apprécie l'intensité de la lumière décomposée (colorée) ou non décomposée (blanche), il existe une faculté de répartition ou de combinaison binoculaire dans la région du cerveau où les racines des deux nerfs optiques se réunissent. Au fond, il revient donc au même qu'un certain degré de lumière blanche ou qu'une lumière colorée arrive, en parties égales ou inégales des deux côtés, ou même d'un seul côté, à la masse des radicules optiques du cerveau. Ce n'est que la somme des deux courants de lumière qui, dans l'individu bien portant, doive être prise en considération ; car si différents qu'ils soient, ces courants seront combinés dans le cerveau en une nuance moyenne. Mais l'action de la rétine ne s'exerce pas seulement par la perception de la lumière, des couleurs et de leurs contrastes ; à côté de son caractère d'organe de la lumière, elle a aussi la faculté de saisir les dimensions et les formes, elle est l'organe de l'espace ; or, sous ce dernier rapport, il existe également une action réci-proque entre les deux rétines par suite de laquelle les perceptions de l'espace ou de l'étendue se combinent en perception une et simple des corps. Or, ces deux genres de combinaisons binoculaires, celle de la lumière aussi bien que celle de l'espace, dépendent de conditions physiologiques très-positives. La combinaison, en tant qu'elle dépend de la sensation de lumière, exige que *les rétines soient d'une sensibilité tout à fait égale* ; la combinaison par la sensation de l'espace a pour condition *que les deux rétines soient dans une position normale l'une par rapport à l'autre.*

Aussitôt que la faculté de perception de la lumière baisse dans l'une ou l'autre des deux rétines, la combinaison binoculaire, si mobile à l'état normal, s'engourdit, et la force visuelle faiblit sous forme d'aberrations variées. Cet écrit a pour but de spécialiser ces aberrations et de démontrer que le malade n'est pas exposé à toutes ces infirmités de la vue en même temps, mais qu'il est ordinairement affecté de préférence de l'une ou de l'autre à laquelle la thérapeutique des yeux ne saurait remédier que par le rétablissement de la vision binoculaire. Si, au contraire, les deux rétines ne sont pas dans une position normale réciproque, il se forme des images doubles, d'autant plus nettes, que la perception de la lumière est restée plus parfaite des deux côtés. Les images doubles disparaissent seulement lorsque la sensibilité de l'une des deux rétines, modifiées par rapport à leur position réciproque, a diminué à un assez haut degré. Mais ces deux genres de perturbation sont dans une relation frappante de réciprocité, de façon que les perturbations appartenant à l'une des deux classes entraînent celles appartenant à l'autre. Les chapitres suivants en fournissent des exemples très-intéressants.

La thérapeutique aura donc la double tâche d'intervenir dans les perturbations qu'éprouvent les conditions premières de la combinaison de lumière et de combattre les causes qui empêchent la combinaison d'espace. C'est cette dernière tâche seule que la thérapeutique a commencé à accomplir réellement. Ce sont les verres prismatiques de Donders qui, en changeant la direction des rayons de lumière, sont propres à établir l'harmonie des images visuelles altérées dans leurs rapports à l'espace. Cependant ce traitement rencontre encore pas mal de difficultés qui ne cèdent le plus souvent qu'à l'opération. Mais la question des perturbations de la vision qui proviennent de la combinaison défectueuse de la lumière, est plus étendue et beaucoup plus importante pour l'oculiste. Il y a toujours des centaines de malades de cette dernière catégorie pour un seul chez qui la combinaison, par rapport à l'espace, soit en souffrance. De même nous pouvons guérir et soulager quatre-vingt-dix malades sur cent, de ceux qui sont affectés d'altérations de la combinaison de lumière, tandis que la proportion inverse, pour les altérations de la vue par rapport à l'espace, serait encore regardée comme un résultat heureux.

Or, pour rendre ce nouveau domaine accessible à la thérapeutique, il importe d'indiquer les phénomènes particuliers dont la combinaison de lumière est accompagnée quand les deux yeux ne sont plus d'une sensibilité égale pour les impressions lumineuses.

VIII

PHÉNOMÈNES PATHOLOGIQUES PRODUITS PAR DES COURANTS DE LUMIÈRE BLEUE, D'INTENSITÉ DIFFÉRENTE, DANS LA COMBINAISON CENTRALE DES RÉTINES DONT LA FORCE VISUELLE EST INÉGALE. — PHOTO-THÉRAPEUTIQUE QUI EN RÉSULTE.

La même expérience avec des verres de couleur au moyen de laquelle la physiologie démontre l'action réciproque de rétines saines comme organes de la lumière, est aussi la plus propre à donner une idée claire et nette des perturbations de combinaison que fait naître, dans les organes de la lumière, la communication centrale de rétines de force visuelle inégale et qui sont préjudiciables à l'impression résultante. On n'a qu'à appliquer l'expérience en question à la nombreuse classe des malades de ce genre, de telle façon que l'effet des couleurs produise *objectivement* ce qui jusqu'alors ne s'était manifesté que sous forme de perturbations *subjectives* très-variées du sens de la vue.

On donne d'abord au malade, dont l'œil droit est sain, et l'œil gauche plus faible, des lunettes de deux verres bleus plans de la même nuance (soit nuance n° V), puis on l'engage à fermer alternativement l'un et l'autre œil. L'œil sain lui fera voir une feuille de papier blanc sous la nuance bleue qui répond exactement à l'intensité de la couleur du verre. La feuille de papier paraîtra, à l'œil affaibli (quand il est seul ouvert), d'un bleu moins foncé en proportion exacte du degré de faiblesse par lequel cet œil diffère de l'autre. Si, par exemple, l'œil gauche est déjà assez affaibli pour ne plus distinguer, sans grand effort, de l'impression ordinaire, il ne s'apercevra presque plus de la nuance bleue n° V qu'on lui applique pendant la lecture ; le papier lui paraîtra presque aussi blanc que si le verre bleu n'existait pas.

Le malade, sachant qu'il a devant les yeux deux verres de la même nuance V, sera plus frappé de la différence des couleurs qui se produit, quand il ouvre ou ferme alternativement les yeux, que de la différence de netteté des objets, comme les caractères d'impression ; parce que sa mémoire complète à un certain point ces derniers regardés avec l'œil malade. La couleur atteint donc d'une manière bien plus sensible et plus évidente le but proposé, surtout pour les personnes dont l'esprit d'observation n'est pas très-exercé.

Le phénomène démontré par l'expérience ci-dessus n'impliquerait pas de préjudice notable pour les malades dont les yeux sont de force visuelle inégale, et il ne s'agirait pas ici d'un intérêt thérapeutique, mais d'un résultat physiologique seulement, si, les deux yeux étant en même temps ouverts, la différence apparente de couleur qui se produit à droite et à gauche aboutissait, par le pouvoir de combinaison des yeux, à une nuance moyenne, comme cela a lieu dans l'expérience physiologique pour deux verres colorés de nuances si différentes que ce soit. Mais il n'en est nullement ainsi, et cela nous conduit à un phénomène des plus importants et des plus riches en conséquences. Les deux tons de couleur que le

malade voit séparément ne se confondent pas, ils persisten
dans leur indépendance individuelle.

Le sensorium balance entre les deux, incapable de les
accorder ensemble. Une feuille de papier blanc regardée
avec les deux yeux à travers des verres de même couleur ne
présentera donc pas dans toute son étendue un bleu uniforme, comme c'est le cas pour deux yeux sains regardant
à travers des verres bleus de même nuance ; mais le côté
droit de la feuille se présente sous une nuance bien plus
foncée. Un ton plus clair se répand du côté de l'œil le plus
faible sur la moitié gauche du papier, couvre même quelquefois la feuille tout entière d'une espèce de brouillard, ne
se fond nullement avec le ton plus foncé, mais lutte au contraire contre celui-ci au point de l'emporter souvent sur lui
et de produire le sentiment de la disparité des yeux, un malaise optique, des éblouissements, du papillotage, de l'agi-
tation, enfin un état défectueux que le malade est souvent
embarrassé de désigner par le terme propre.

Voilà l'ennemi caché, forcé dès à présent, au moyen de
la couleur, de prendre le caractère de *phénomène objectif*,
et de se montrer pour ainsi dire sous un *vêtement visible ;*
tandis que sans cet expédient optique, il serait resté pour
le malade une espèce d'*être incorporel*, perceptible seulement
dans ses effets et capable de pervertir toutes les facultés de la
vue normale, d'en détruire soit la netteté, soit la portée, soit
la persistance, d'en rendre l'exercice douloureux. Inhérent à
l'œil le plus faible seulement, mais agissant de là insensiblement sur la relation optique centrale, cet ennemi met la
désunion entre les deux yeux, et paralyse ainsi l'aptitude
au travail chez un grand nombre de personnes.

Mais la combinaison de deux verres bleus, plans, de nuances différentes, par exemple des nuances III et V, appliquée à des malades dont les yeux sont de force différente, est plus efficace et plus instructive que l'expérience avec deux verres de la même nuance. C'est par ce moyen que nous pouvons, ou renforcer précisément ces altérations de la vue qui résultent de l'inégalité de la force des deux yeux, et les rendre ainsi plus accessibles à l'observation pathologique, ou, ce qui est plus important et forme la base du traitement exposé dans cet écrit, nous sommes à même de réparer et de guérir ces mêmes altérations selon que nous appliquons les deux verres de nuances différentes, c'est-à-dire la nuance plus foncée à l'œil droit plus fort ou au contraire à l'œil gauche plus faible.

Aussitôt que le verre plus foncé (n° V) est placé, contrairement aux règles de la thérapeutique, devant l'œil le plus fort, et le verre moins foncé (n° III) devant l'œil le plus faible dans le but d'observer le malade, le contraste et le conflit des couleurs, ainsi que le malaise subjectif avec tout les troubles de la vue selon le cas individuel, ressortent de la manière la plus absolue de la feuille imprimée mise sous les yeux du malade. Son sensorium sera tellement affecté par l'effet des différences de lumière produites par l'expérience en question et exagérées par les yeux malades (différences que l'individu bien portant aurait facilement supportées), que le patient sera forcé, malgré ses efforts, de laisser reposer ou de fermer les yeux.

Le contraire aura lieu quand le médecin appliquera les verres bleus en sens inverse et d'une manière convenable, en mettant devant l'œil sain la nuance la moins foncée (n° III) et devant l'œil le plus faible la nuance la plus foncée (n° V). La feuille de papier apparaîtra immédiatement sous une lumière égale pour les deux yeux, lumière douce, bienfaisante, calme et ne causant plus de papillotage. Les lettres se présenteront en même temps, bien déliées, nettes, noires et lisibles; et les yeux calmés du malade se sentiront d'autant plus attirés vers elles, qu'ils en avaient été plus fortement repoussés; il en résultera un sentiment de bien-être optique, semblable à celui que tout le monde peut avoir éprouvé lors de la disparition subite d'une longue et violente douleur. Les différentes propriétés d'une bonne vue, quand même elles auraient fait défaut depuis de nombreuses années, reviennent immédiatement. Le malade qui, par suite du trouble dans la combinaison binoculaire de la lumière, ne distinguait plus les objets qu'en faisant un effort, les verra tout à coup nettement dessinés à travers les nuances convenablement combinées; celui qui se sentait fatigué après avoir lu pendant quelques secondes à peine, lira sans effort souvent pendant des heures entières; celui qui, pour reconnaître les objets, devait s'en approcher au point d'y toucher presque, rentre en possession de la distance visuelle normale; et celui qui était tourmenté par la douleur ou au moins par le sentiment incessant de la disparité de ses yeux se sentira de nouveau libre et sans gêne. Simple sous le rapport des préparatifs aussi bien que du but, cette thérapeutique réparatrice embrasse toutes les altérations de la vue qui, de nature différente en apparence seulement, découlent toutes de la même source « combinaison de la lumière entravée ».

IX

EFFETS DE LA PHOTOTHÉRAPEUTIQUE

Sans exclure les méthodes thérapeutiques pratiquées jusqu'à ce jour, et sans en dépendre d'aucune manière, ce nouveau traitement par la lumière bleue suit sa propre voie, et s'appuie sur des succès thérapeutiques positifs constatés directement par l'état de la rétine.

Tous les succès dont il sera question dans la suite peuvent sans contredit être attribués tout simplement à la vitalité du système nerveux convenablement excitée; on doit donc convenir qu'à ce point de vue un seul de ces succès aura tous les autres pour conséquence, et que, par exemple, un malade à la vue affaiblie qui, sous l'influence de la lumière bleue, voit les objets plus distinctement, pourra aussi par cela même les reconnaître à une plus grande distance. Mais nous devons quand même nous appliquer sérieusement à *procéder autant que possible* par voie analytique, à faire ressortir séparément et à examiner, selon la facilité avec laquelle il se prête au traitement, tout phénomène que, par suite de la vitalité relevée du système nerveux de la rétine malade ou usée, nous pourrions constater d'une manière empirique. Car ce n'est que dans leurs effets que les fonctions du système nerveux sont saisissables, et nous devons être à même de produire, en faveur d'un remède proposé dans une partie si ardue de la thérapeutique, des faits tout à fait positifs et irréfutables prouvant son influence salutaire sur le système nerveux ; ce n'est qu'ainsi qu'il mérite d'éveiller l'attention et d'obtenir de sincères sympathies.

Cette preuve est d'autant plus nécessaire que la lumière bleue n'est depuis longtemps considérée que comme un simple préservatif contre la lumière blanche, et que, loin de se douter de sa grande valeur, et de la regarder comme un élément indépendant et positivement efficace de la thérapeutique, on ne l'a employée que comme un accessoire d'une utilité secondaire.

Voilà pourquoi j'ai attaché, dans le cours de mes observations thérapeutiques, une importance particulière aux cas où les fonctions du sens de la vue, languissantes et embarrassées par l'action de la lumière blanche, se rétablissaient promptement, grâce à l'action de la lumière bleue dans une direction bien déterminée où, par exemple, la lumière bleue étendait la portée de la vue du malade de quelques pouces à autant de pieds, ou bien la persistance de la vue de quelques minutes à autant d'heures. Si le praticien, en se tenant sur le terrain scientifique de l'anatomie pathologique ou en s'appuyant sur les données de l'ophthalmoscope, est autorisé à classer ses malades d'après les cadres qu'il a trouvés, et si nous devons nous astreindre à la recherche de ces limites, nous proposons de classer ici par exception les malades d'après les résultats qu'ils sont aptes à puiser dans les effets de la lumière bleue. Pourvu qu'on veuille bien convenir avec nous que toute classification de formes pathologiques doive, en fin de compte, avoir en vue l'utilité thérapeutique, et que la thérapeutique doive procéder autrement que la physique, qui n'a qu'elle-même pour objet, la classification des malades que nous venons proposer pourrait bien être justifiée, selon que la lumière bleue

1° Amortit l'éblouissement ;
2° Relève la faculté de distinguer les objets ;
3° Rétablit la vue à distance ;
4° Rétablit la vue de près ;
5° Calme la douleur ;
6° Rend à la vue la persistance.

Les effets du traitement par la lumière énumérés ci-dessus sont en partie de *nature radicale*. Ma longue expérience me permet de regarder mon jugement comme compétent à cet égard. Une autre partie de ces résultats n'a certes qu'un *caractère palliatif*, et le traitement par la lumière bleue peut à ce titre être appelé symptomatique. Néanmoins la valeur de cette influence palliative est incontestable parce qu'on ne connaît pas jusqu'à présent d'autre moyen de compensation applicable aux cas en question, qui ont ordinairement pour cause quelque maladie organique terminée, mais irréparable. Rarement un jour se passe sans m'offrir l'occasion de dégager au moyen de la lumière colorée la force visuelle engourdie de nombreux malades dont le mal invétéré est resté rebelle à toute autre médication. Et qui est-ce qui n'a pas eu l'occasion de constater le fait que la plupart des malades ne souffrent que d'un seul œil, ou que la faiblesse de l'un des deux yeux l'emporte plus ou moins sur celle de l'autre ? La lumière bleue sert à remédier aussi à ce manque d'harmonie et à des conséquences préjudiciables, auxquelles on a trop peu fait attention jusqu'à ce jour ; distribuée en nuances différentes à chaque œil, elle assure, abstraction faite des résultats énumérés plus haut, le rétablissement de l'action commune et harmonique des deux yeux.

1. — La lumière bleue remédie à l'éblouissement, lequel est ordinairement la conséquence de l'action de la lumière sur des yeux de force visuelle inégale.

On trouverait difficilement, dans la symptomatologie des maladies des yeux, une indication subjective plus fréquente que le fait de malades se plaignant d'une lumière trop éclatante. Cependant la véritable signification de ce symptôme a été méconnue jusqu'à ce jour ; aussi est-il resté en partie étranger à la thérapeutique. Des malades atteints des affections les plus variées se plaignent dans les mêmes termes d'éblouissements ; aussi bien ceux qui sont affectés de véritable hyperesthésie de la rétine que ceux qui souffrent d'affections inflammatoires, ou de trouble, ou d'autres défauts organiques. Beaucoup de personnes, soi-disant bien portantes s'en plaignent également ; l'une distingue les objets avec la plus grande netteté, précisément à un degré d'intensité de la lumière qui par son éclat devient pour l'autre un empêchement de bien voir. L'individualité décidant de chaque cas en particulier, il serait difficile de trouver une limite normale quant à l'effet de la lumière. A Foerster (1) revient le mérite d'avoir fait de sérieuses re-

____

(1) R. Foerster, *Ueber Hemeralopie und Anwendung eines Photometers im Gebiete der Ophthalmologie.* Breslau, 1857.

cherches sur cet ordre de faits, afin de parer à un besoin sensible ; il est l'inventeur d'un appareil qui permet de mesurer par degrés l'intensité de la lumière qui convient le mieux à chaque individualité, à peu près comme on lit sur le thermomètre les degrés de la chaleur la plus convenable pour chacun. Mais, en dehors de ces particularités, la plainte des malades par rapport à l'éblouissement a encore une tout autre signification, très-importante pour le praticien et dont la thérapeutique doit faire son profit, pour venir au secours d'un nombre incalculable de personnes que le traitement radical le mieux dirigé laisse sans espoir de guérison, parce qu'il ne réagit pas contre la cause fondamentale de l'éblouissement.

C'est-à-dire que l'infirmité de l'éblouissement ne provient pas autant d'une trop vive impression causée par la lumière que d'une perturbation de la combinaison binoculaire ; elle accuse la disparité des deux yeux, dont le plus faible a seul besoin d'une lumière adoucie, afin que d'organe nuisible à la vision, il soit transformé en organe positivement utile pour la combinaison et pour que ce manque d'harmonie que le malade désigne par le terme d'éblouissement disparaisse tout à fait. Ce n'est qu'en seconde ligne et comme conséquence de ce défaut cardinal de la combinaison de la lumière que viennent les défauts les plus variés de la vision : la faiblesse, la myopie, le manque de persistance, les douleurs aux yeux. Ils s'évanouissent au moment même où leur cause centrale, c'est-à-dire l'éblouissement, dans le sens indiqué ci-dessus, a cessé d'exister grâce à la protection unilatérale de l'organe de la vue. En dirigeant notre attention sur l'œil défectueux lui-même, nous trouverons souvent qu'il n'a pas baissé autant, en qualité d'organe de lumière que comme organe d'espace. C'est ainsi que sa faculté de percevoir la lumière l'a emporté sur celle de parcourir l'espace, c'est-à-dire que l'œil souffre d'éblouissement et a besoin d'ombre pour que l'équilibre entre ses deux facteurs soit rétabli, autant que faire se peut, et pour qu'il cesse de troubler la vision nette et persévérante de l'autre œil par l'éblouissement qu'il communique. Ce n'est que de cette façon que s'expliquent les succès si frappants et si importants que, par suite de l'application unilatérale d'un verre bleu plan, j'ai pu constater sur un très-grand nombre de malades gravement atteints. C'est seulement ainsi qu'on peut expliquer l'amélioration de la vue et résoudre la contradiction apparente si souvent répétée, à savoir, que le malade dont la force visuelle est subitement rétablie, assure de la manière la plus positive qu'il voit les objets mieux éclairés (il devrait dire qu'il les voit plus distinctement) dès que nous avons donné l'ombre bleue à son œil affaibli. La parfaite intelligence de ce fait est au reste d'une si haute importance pour la thérapeutique, que je ne saurais me dispenser de l'éclaircir par quelques expériences.

Quand nous essayons de soulager de la manière habituelle, par des verres bleus de la même nuance, un malade qui souffre d'éblouissement, dans le sens que nous attachons à cet état, l'effet ne fait pas entièrement défaut; parce que l'œil faible ayant besoin d'un adoucissement de lumière y participe sans doute, mais dans une mesure insuffisante. La lumière est, en effet, devenue plus douce, mais la différence de l'impression produite par la lumière sur l'œil droit et sur l'œil gauche cause de ces perturbations de la vision binoculaire, persiste malgré la protection donnée ; ce n'est que le ton de la lumière qui a changé, l'éblouissement n'est pas écarté. La thérapeutique a fait quelque bien, mais pas encore tout celui que la perturbation individuelle de l'organe exigeait. La disparité continuant à exister, quoique accompagnée d'une autre lumière, entravera de nouveau les fonctions des yeux, et le malade, soulagé en apparence seulement, nous répétera tôt ou tard ses anciennes lamentations. C'est un fait ancien et souvent constaté, qui seulement se représente ici, dans le domaine des sens, d'une manière plus frappante que partout ailleurs ; à savoir, qu'un remède très-vanté produit son effet pendant quelque temps, et finit par devenir inefficace. On est assez porté à expliquer ce fait en disant que le malade s'est habitué au remède. Mais ni dans l'un ni dans l'autre cas, ce n'est l'habitude qui émousse l'effet du remède ; c'est l'absence d'une application à peu près convenable, et non rigoureusement conforme au cas individuel.

Les fonctions de l'organe malade auraient été complétement régularisées, et seraient restées telles, si au lieu de donner aux deux yeux la même nuance (par exemple n° IV), on avait pourvu l'œil droit de la nuance n° III et l'œil gauche de la nuance V ou VI. Si, afin de réagir contre l'éblouissement unilatéral, nous apportons, à titre d'essai, une autre modification à la graduation de la lumière, en donnant une lumière plus douce à celui des deux yeux de force visuelle inégale qui est resté sain, nous verrons se produire encore un effet défavorable, mais d'autant plus instructif. L'éblouissement du malade, avec toutes ses conséquences naturelles, augmente de la manière la plus

marquée par suite de l'ombre répandue sur l'œil sain, parce
que celle-ci n'est pas à sa place, et donne ainsi directement
encore de l'extension au manque d'harmonie centrale.
Une sensation désagréable causée par la lumière ou des
douleurs au cerveau, ou tout autre effet se produisant par
irradiation dans les parties plus éloignées du système nerveux, forcent bientôt le malade à fermer les yeux. La vérité
et la saine méthode thérapeutique se trouvent en effet où
on les a cherchées le moins jusqu'à ce jour. Le siége de
l'éblouissement est dans l'œil le moins apte à distinguer les
objets et coopérant le moins, dans l'acte de la vision, à
l'impression totale. C'est en faveur de cet œil plus faible
qu'il faut adoucir la lumière, non pas pour qu'il reste
plus inactif encore, mais pour qu'il se relève réellement,
qu'il redevienne utile à la vision binoculaire, et donne,
à mesure que l'éblouissement diminue, la netteté perdue
à l'image commune; de sorte que, contrairement à ce qui
avait eu lieu, le malade voie de nouveau beaucoup plus
distinctement de ses deux yeux réunis, qu'il n'avait vu
auparavant de son œil sain seul.

Ce réveil de la force visuelle est un fait que pourront
constater tous ceux qui ne se sont pas contentés d'essais
superficiels, mais qui ont fait de nombreuses et patientes
recherches qu'on ne peut souvent baser, il est vrai, que
sur le jugement peu exercé des malades. Mais la méthode
qui en est le résultat écarte avec la plus grande facilité des
embarras contre lesquels la thérapeutique a presque tous les
jours à lutter. La distribution pure et simple des ombres et
de la lumière, jointe selon les circonstances à une taille convenable des verres, est souvent la seule mesure par laquelle

on puisse porter secours à de nombreux malades qui se trouvent dans l'impossibilité de tirer parti de leur force visuelle, lorsque celle-ci, quoique existant réellement encore, est devenue impuissante par le manque d'équilibre entre les deux yeux.

Quand, à la suite de ce traitement optique, deux courants d'ombre ou de lumière rendus compatibles comme à l'état normal se rencontrent au point de réunion central des radicules nerveuses de l'organe visuel, tous les malades tombent d'accord sur la disparition immédiate des altérations de leur vue ; mais ils énoncent le fait dans des termes très-variés, souvent peu intelligibles et que je tâcherai de reproduire fidèlement et d'analyser.

1° Beaucoup d'entre eux disent que le papillotage continuel qui avait rendu impossible la perception nette et persistante des objets visuels a subitement cessé. Le papillotage et les étincelles sont une affection de la vue ayant pour cause des degrés de lumière différents et formant contraste, qui se suivent rapidement ou agissent simultanément. Mais le même effet se produira quand, au lieu de l'influence de différents degrés de lumière, une même lumière arrive au sensorium, par deux yeux de différente force visuelle. Or, qui ne comprendrait pas maintenant la manière de s'exprimer, citée ci-dessus, de malades guéris, et qui ne reconnaîtrait le mode de traitement suivi par nous, comme le plus conforme à la nature ?

2° D'autres malades disent, au moment où nous ombrageons l'œil affaibli, qu'une lumière douce et bienfaisante se fait sentir, et qu'un calme inaccoutumé se répand devant leurs regards. Cette expression est aussi l'image caractéristique d'un commencement de correction des sensations inégales de lumière ; elle énonce d'une manière positive ce que les autres malades désignaient d'une manière néga-tive par le terme de disparition du papillotage.

3° D'autres encore prétendent que la surface d'une feuille de papier paraît bien un peu moins éclairée, mais que les lettres qu'elle contient se présentent d'une manière bien plus précise et plus distincte. Cette façon de définir le changement de l'impression est sans contredit la plus juste, aussi n'est-elle employée que par des personnes habituées à observer et à interpréter leurs observations.

Car le vulgaire ne nous offre ordinairement à la place d'observations que de fausses réflexions, et c'est ainsi que le jugement du grand nombre porté sur le changement avantageux d'une affection de la vue, est souvent aux prises avec la confusion des idées. La plupart des malades disent que du moment que le verre coloré d'intensité assez grande est mis devant l'œil affaibli, ils voient plus clair ; ce juge-ment contient une contradiction physique, car ils auraient dû dire qu'ils voyaient avec plus de netteté et de précision.

L'oculiste doit donc avoir une longue habitude des ob-servations, pour comprendre, jusque dans leurs détails, ces conclusions erronées, et pour pouvoir même tirer parti de ces fausses interprétations, de ces manières inexactes de s'exprimer des malades. Mais la facilité avec laquelle se pro-duisent les erreurs et les illusions par rapport à ce qui se passe dans la perception la plus intime du sens de la vue, plaide précisément, ce me semble, en faveur de l'utilité du remède contre les altérations de la vision binoculaire. Je pourrais citer ici, à cause de leur caractère particulier,

encore bien des expressions figurées dont se servent d'autres
malades, selon leur individualité, pour peindre ce qui se
passe dans leurs yeux. Une personne indolente définissait
l'effet du verre coloré mis devant son œil affaibli, en
disant qu'elle en avait éprouvé la même sensation que si elle
s'était assise dans un fauteuil après une grande fatigue.
Une autre personne d'une grande sensibilité compara l'effet
du verre à la fraîcheur succédant à la chaleur de l'inflammation. Un dévot déclara qu'il éprouvait dans ses yeux le
« bien-être du dimanche »; en d'autres termes, ses yeux,
depuis longtemps irrités et fatigués, avaient enfin retrouvé
le calme et le repos. Cela rappelle l'observation de Goethe,
d'après laquelle les couleurs produiraient, en agissant sur
les yeux, certains effets sur l'ensemble du système sensitif,
feraient ainsi essentiellement partie du monde moral,
auraient une influence décisive sur l'âme et seraient propres
à en déterminer les dispositions.

Toutes ces comparaisons, toutes ces expressions figurées,
si caractéristiques dans la bouche du public, s'accordent à
constater que l'adoucissement de la lumière au profit de l'œil
affaibli réagit d'une manière avantageuse et bienfaisante
contre les altérations intimes de l'appareil optique. L'ombre
ne paralyse pas seulement l'influence perturbatrice de l'œil
le plus faible, elle transforme aussi, en sa qualité d'ombre
bleue, l'œil qui troublait la vision en œil qui la sert utilement. Or, le moyen étant positif, il s'ensuit que le degré
d'intensité du verre ombré n'est pas indifférent, mais qu'il
y a des limites rationnellement déterminées jusqu'auxquelles on peut aller avec avantage. Au delà de ces limites,
la lumière bleue ne se réduit pas seulement au caractère

insignifiant de simple négation (comme on l'a déjà parfois employée en mettant devant l'œil faible un verre plus foncé); mais le malade sentira très-distinctement aussi que le verre trop foncé mis devant l'œil affaibli le prive d'une partie de la lumière nécessaire à la vision binoculaire. Il est réservé au talent pratique du médecin de faire un choix assez juste de la lumière double, pour que, tout en tenant compte de l'éblouissement, il fasse de nouveau concourir les deux yeux dans la plus large mesure possible, à l'acte de la vision. C'est alors que les succès, comme nous le démontrerons dans d'autres chapitres, seront véritablement grands et multiples. La netteté de la vue revient avec la disparition de l'éblouissement, la portée restreinte reprend des limites plus étendues, la persistance de la force visuelle augmente, les douleurs se calment; en un mot, l'aptitude au travail, de laquelle dépend si souvent le bonheur terrestre, est rétablie aussitôt que la perturbation dans la combinaison centrale a cessé.

2. — La lumière bleue augmente la netteté avec laquelle les yeux distinguent les objets visuels.

Quoique ne pouvant pas supporter une lumière intense, l'œil affaibli a besoin d'être excité. La lumière bleue est tout à fait propre à remplir ce double but et à résoudre la contradiction apparente contenue dans la condition de l'excitation et du ménagement simultanés de l'œil; ses vibrations, extrêmement délicates, ne touchent la rétine que d'une manière douce et calmante, et elle est en même temps susceptible d'agir par le nombre de ses vibrations. Plus nombreuses que celles des autres lumières colorées, elles agissent d'une manière beaucoup plus énergique sur la rétine, l'excitent davantage dans le cas où sa sensibilité a baissé et produisent ainsi un effet plus salutaire que toute autre lumière. La lumière bleue a donc la double propriété de calmer le sens de la vue irrité, et de le faire revenir en même temps de son état de faiblesse. Inférieure par la quantité à la lumière blanche, dont elle n'est qu'une partie, elle relève néanmoins par sa qualité, par la vitesse de ses ondulations, la force de perception affaiblie de la rétine. Car les organes des sens sont ainsi faits, que leurs fonctions doivent recevoir l'impulsion, non pas d'une seule commotion nerveuse, mais d'un grand nombre de petites secousses. C'est de la somme de ces petites secousses que dépend l'intensité de l'excitation du sensorium ; plus cette somme est grande, plus la perception aura de l'énergie. L'empreinte d'une pièce de monnaie et l'image reflétée par la rétine offrent ainsi, par le genre de leur formation, le contraste le plus frappant ; mais l'image projetée sur la rétine comme un souffle, par les rayons bleus, est, sans contredit, par sa netteté et par le fini de son exécution, la plus parfaite de toutes.

Ce n'est que cette qualité physique de la lumière bleue, si merveilleusement appropriée à l'organisme de la rétine malade, qui ait pu me fournir l'explication de tant de faits éloquents que j'ai recueillis en m'occupant pendant de longues années de personnes affectées de faiblesses de vue de tout genre. Ces faits m'ont prouvé la puissance de cette lumière pour relever l'énergie optique affaissée. Je n'en citerai que les suivants :

1° Une personne d'une vue assez faible, pour ne plus distinguer, dans une série de caractères d'impression, que les plus grands, parvient, au moyen d'un simple petit verre bleu dont la nuance répond exactement au degré de son amblyopie, à lire couramment les caractères moyens, et avec quelque effort même les plus petits.

2° Une personne à la vue plus faible encore, et qui ne distingue plus du tout même les plus gros caractères d'impression, commence à les distinguer (quoique d'abord pendant de courtes périodes seulement) dès qu'on a exposé sa rétine pendant quelque temps à l'influence de rayons bleus d'une intensité considérable. L'efficacité des petites plaques planes de verre bleu est souvent très-remarquable, quand on les applique avec les mêmes ménagements qu'on a pour rendre la chaleur à un homme engourdi par le froid. On commencera donc par couvrir l'œil assoupi des nuances les plus foncées, très-calmantes en effet, à cause de l'absence de rayons jaunes et rouges, mais, par contre, trop pauvres de lumière pour permettre à l'œil de distinguer avec netteté les objets. Mais en passant peu à peu aux nuances moins foncées, on finira par arriver à la plaque de la série à l'aide de laquelle l'œil, calmé et préparé par le verre plus foncé, rentre subitement en possession de ses fonctions et distingue réellement les objets.

3° On peut rendre le résultat encore bien plus frappant de la manière suivante : On tâchera de découvrir d'abord l'état d'accommodation, qui ne manque pas d'être altéré chez presque tous les amblyopes, et l'on emploiera alors, au lieu de la série de verres bleus plans, une série de verres convexes ou concaves d'un numéro convenablement choisi et de nuances d'intensité différente ; ou bien encore on concentrera sur la rétine insensible, au moyen d'un verre convexe plus fort que l'état de l'accommodation ne l'exige, une plus grande quantité de lumière bleue, très-faible par l'absence de rayons jaunes et rouges, et à cause de cela insuffisante.

4° Une expérience facile à faire prouve encore d'une autre manière la puissance vivifiante de la lumière bleue. Un petit objet qui, pour être bien distingué à la lumière blanche, doit être tout à fait rapproché de l'œil amblyope, pourra en être éloigné au double de la distance première, dès que l'œil sera armé d'une plaque bleue, qui élimine dans une mesure convenable les rayons jaunes et rouges ; l'objet visuel ne perdra pas ainsi trop de sa netteté, comme cela avait lieu par suite de l'influence de la lumière blanche. Une meilleure qualité de lumière, restant également efficace à une distance plus ou moins grande, en aura remplacé une plus grande quantité qui demandait que l'objet fût rapproché de l'œil pour être bien distingué.

5° L'expérience mentionnée ci-dessus fournit encore une autre preuve de l'influence bienfaisante de cette qualité de lumière. L'œil amblyope, pour voir avec quelque persistance sous l'influence de la lumière blanche, est forcé de se rapprocher de plus en plus de l'objet visuel, tandis que, sous l'influence de la lumière bleue, il peut s'en éloigner de plus en plus, sans que la netteté de l'objet visuel soit diminuée.

6° Un phénomène appartenant presque autant au domaine de la physiologie qu'à celui de la physique mérite également d'être mentionné ici. L'œil ranimé, par le contact avec la lumière bleue, persistera assez longtemps encore dans cet état de nouvelle activité après que le verre bleu qui a produit l'effet aura été éloigné.

7° En dernier lieu, je dois faire mention du fait le plus important, et qui se lie intimement à la sphère de la vitalité :

c'est celui de la guérison complète de l'œil amblyope, lequel, devenu incapable de distinguer les contours les plus grossiers de l'objet visuel, recommencera, grâce à l'effet vivifiant de la lumière bleue, à voir les images se dessiner avec une netteté de plus en plus parfaite, et continuera même, après avoir été suffisamment exposé à l'influence du milieu favorable, à les distinguer parfaitement bien, sans le secours de celui-ci. Les rayons bleus tiennent donc, par rapport à l'organisme vivant, la même place dans la lumière blanche que l'oxygène tient dans la composition de l'air atmosphérique.

Les cas les plus étonnants, à l'appui de cette analogie, se sont de temps en temps présentés à mon observation. J'ai vu se rétablir, par l'application méthodique de la lumière bleue, après de longues années d'hébétude visuelle, la vision claire et nette, et cela par une transition si rapide, accompagnée de douleurs et d'autres phénomènes tellement impétueux, qu'il a fallu s'arrêter pour ne pas détruire les progrès qui avaient été obtenus. Et quoique ces exemples de guérison rapide ne soient pas très-fréquents, ils ne sont pas pour cela moins instructifs. Ils paraissent prouver que, dans de pareils cas, l'appareil optique est resté exempt de certains obstacles matériels qui, dans d'autres cas, résistent d'une manière absolue à l'influence réparatrice de la lumière bleue, ou n'auraient pu être combattus qu'avec le temps.

La lumière bleue, même quand elle n'est employée que comme palliatif, permet de distinguer avec plus de netteté les objets visuels.

La guérison radicale de la faiblesse visuelle n'est pas le seul but que nous poursuivons au moyen de la lumière bleue. Sa valeur se trouverait réduite par cette prétention,

la plus élevée de la thérapeutique, aux limites assez restreintes de tant d'autres médications qui ont été employées,
et qui échouent plus souvent qu'elles ne répondent à nos
vœux et à notre attente. La grande supériorité de la lumière
bleue, que je désirerais démontrer dans cet écrit, réside
entre autres, et surtout, dans son action palliative ; car son
application est presque toujours susceptible de modifications
telles que la netteté de la vue peut être rendue aux personnes
dont la faiblesse visuelle provient d'infirmités absolument
incurables. Grâce à cette qualité de la lumière bleue, beaucoup de malheureux seront, non pas guéris, mais rendus à
l'aptitude de distinguer suffisamment les objets ; leurs vœux
essentiels seront ainsi réalisés par la lumière bleue, c'est-à-
dire qu'ils pourront retourner aux devoirs de leur profession, comme au temps d'une parfaite santé.

En parlant de l'action palliative de la lumière bleue, je
dois surtout appeler l'attention des médecins sur un fait qui
donne à cette propriété une immense portée. La cause de la
difficulté de bien distinguer les objets existe rarement au
même degré dans les deux yeux des malades ; la faiblesse
visuelle prend ordinairement naissance d'un seul côté, et se
développe en partant de quelque légère défectuosité de l'un
des deux yeux, suffisante néanmoins pour mettre le trouble
dans l'ensemble si éminemment solidaire de l'acte de la
vision, et pour miner ainsi de plus en plus la perception
visuelle.

Si nous réussissons à redresser la défectuosité primitive,
ou même à en supprimer seulement les effets nuisibles, par
un moyen palliatif, nous pourrons transformer en concours
mutuel des yeux, même une ancienne perturbation de la

vision et trancher le nœud d'où dépend, pour la plupart des malades, l'incapacité de voir avec netteté. Le moyen en est la protection de l'œil plus faible par la couleur bleue d'autant plus intense, plus prononcée, que la faculté de perception de cet œil sera moindre comparativement à celle de l'autre ; ou, en un mot, ce moyen, c'est l'ombre appliquée d'un seul côté.

Le malade dont les deux yeux sont de force visuelle différente verra toujours les objets d'autant moins distinctement, que le concours de l'œil affaibli lui fait défaut à un plus haut degré. La simple privation qui en résulte est cependant encore la condition la plus favorable. Dans la plupart des cas, l'œil (gauche) le plus faible exerce plus directement une influence fâcheuse sur l'œil (droit) le plus fort, en troublant la perception des objets et en les faisant paraître, au dire du malade, *effacés, confus, pâles, papillotants, plus éloignés ou comme enveloppés d'une gaze ou d'un brouillard.*

Le malade voit momentanément mieux dans ce cas, quand il ferme l'œil gauche plus faible pour se servir de l'œil droit seul. On peut immédiatement remédier à cet inconvénient, dont souffrent, sans s'en douter, la plupart des personnes affectées de faiblesse visuelle ; on n'a qu'à changer la qualité de la lumière qui arrive au cerveau par l'œil affaibli, et à la rendre, par un plus grand nombre de rayons bleus, d'autant plus *perceptible* que l'œil faible *perçoit* moins bien. Au moyen de cette modification de lumière, appliquée à l'œil affaibli seul, on arrive, selon le point d'où part la faiblesse visuelle, à trois résultats :

1° On exerce, au moyen de la lumière appliquée en nuances différentes à droite et à gauche, *une influence directe sur le point central de l'appareil optique.* Les

images que les deux courants de lumière de perceptibilité différente y font naître deviennent plus nettes, sans
que pour cela la force visuelle de l'œil faible soit le moins du
monde augmentée. Car l'avantage, qui est des plus frappants
quand on se sert simultanément des deux yeux (de l'œil
malade protégé par l'ombre bleue, et de l'œil normal qui ne
l'est pas), se réduit presque à zéro, quand, après avoir fermé
l'œil droit, on se sert de l'œil gauche seul, quoique celui-ci
soit resté couvert de l'ombre bleue. L'œil gauche soumis seul
au traitement par la lumière nuancée trompe ainsi en grande
partie ou tout à fait l'espoir que la netteté considérablement
augmentée des objets visuels venait de faire naître. Le malade, dont les yeux, en participant tous les deux à l'acte de
la vision, avaient fait de si grands progrès, procède ordinairement de son propre mouvement à l'essai dont je viens
de parler ; il est très-étonné alors de trouver que l'œil faible
qui, sous la protection de la lumière bleue, aidait si énergique-
ment la vision, en devient incapable dès qu'il est isolé. Le
progrès ne peut et ne doit donc nécessairement se réaliser
que par la voie plus longue et plus profonde de l'optique,
au point de réunion de deux courants de lumière, c'est-à-
dire au point central du sensorium.

2° Dans une autre catégorie de malades, on relève directement les fonctions de l'œil faible lui-même par ce courant de lumière bleue plus ou moins foncée, et cela sans que
le mélange de lumière au point central y soit pour quelque
chose. L'œil droit sain ayant été fermé, et l'œil gauche seul
se trouvant alors dans l'impossibilité de lire sous l'influence
de la lumière blanche, cette faculté lui sera rendue aussitôt
qu'on lui aura appliqué la nuance bleue convenablement

choisie; ou bien cet œil, pouvant, dans d'autres cas encore, distinguer au besoin l'échantillon des plus grosses lettres, n° 20, pourra lire désormais, à l'aide d'une petite plaque plane de verre bleu, les caractères plus petits des n°° 19, 18 ou 17.

3° Je dois, avant de finir, parler encore de cette classe de malades qui demande que les deux sphères de la thérapeutique, basées sur l'ombre bleue appliquée d'un côté seulement, soient combinées en vue d'une action réciproque. Le traitement par la modification de la lumière rencontre ici, sans contredit, le terrain le plus propice : nous voyons un excédant minime de rayons bleus, provenant du côté nécessiteux, aplanir toutes les difficultés dont l'action de la lumière était entravée; les malades reviennent subitement, grâce à une légère différence d'ombre appliquée à l'un et à l'autre œil, de leur infirmité fondamentale. Nous sommes ainsi en possession d'un expédient à la portée de tout le monde, pour rétablir dans la plus large mesure la netteté de la vision et la capacité de travail dans des cas où les traitements les plus énergiques avaient échoué !

On ne saurait pas reprocher avec plus de raison à l'observation thérapeutique d'avancer dans cette circonstance quelque chose d'invraisemblable, qu'on ne saurait accuser de conclusions hasardées la physiologie, quand elle prouve par ses expériences la rapide compensation de verres colorés d'intensité différente appliqués aux deux yeux. On vient au-devant de l'altération morbide par un appareil de physique bien approprié; et c'est un fait évident que l'ombre donnée à la rétine gauche (plus faible), en arrivant au centre pour répandre de là son effet salutaire, finit par tourner au profit de l'œil sain, dont il importe de conserver les fonctions normales, seule ressource qui reste à tant de malades.

C'est donc au rebours et en prenant pour point d'appui le côté opposé, que la rétine saine, étant déjà sur son déclin, sera de nouveau rendue susceptible de recevoir les impressions de la vision.

De même que dans le daguerréotype, les rayons de lumière agissent mieux sur une plaque de métal relativement mieux préparée, la lumière produira dès à présent, en tombant sur la rétine saine du malade, une image un peu moins lumineuse, il est vrai, mais plus nettement accusée dans ses contours, plus claire, plus perceptible. Les vibrations régulatrices de la lumière pénètrent l'organisme vivant d'une surface à l'autre, afin de rendre au sensorium la perception moins troublée.

Et ce qui plus est, dès que l'œil sain, auquel la netteté des objets commençait déjà à faire défaut, sera préparé, par le courant de lumière doucement excitante qui lui vient du côté gauche, à mieux distinguer les objets, il conservera cette faculté pendant très-longtemps encore, après que le verre si efficace aura été éloigné de l'œil gauche. C'est ainsi que la modification de l'appareil d'optique opérée par un détour persistera jusqu'au moment où l'ancien ennemi de l'œil gauche, c'est-à-dire la lumière blanche, aura détruit de nouveau, par la même voie détournée, la netteté visuelle de l'œil droit !

Voici le procédé le plus simple qu'on puisse suivre à l'égard de tous les malades des trois classes mentionnées ci-dessus, afin de se convaincre de l'effet produit, au profit de la netteté visuelle, par l'application unilatérale de la lumière. On fait lire des deux yeux aux malades quelques imprimés choisis pour la circonstance, et, sans interrompre la lecture, on couvre tantôt leur œil droit, tantôt leur œil gauche d'une petite plaque de verre bleu plan, en comparant les résultats obtenus ainsi. Le verre mis devant l'œil droit, plus fort, absorbe trop de rayons jaunes et rouges; le papier prend une teinte bleuâtre très-prononcée; il est trop peu éclairé, et sa couleur approche de celle des caractères d'impression noirs qui, par suite du contraste amoindri, se dessinent moins nettement. Mis devant l'œil gauche, le même verre, par exemple, la nuance n° VI, lequel, appliqué à l'autre œil, donnait au papier une teinte bleue foncée, donne à peine encore, au grand étonnement du malade, l'impression d'une légère nuance bleue. L'éclat de la surface du papier n'est que peu et très-agréablement adouci. Le malade jouit de l'ombre nécessaire sans se ressentir d'un manque de clarté, comme lorsque l'œil droit était couvert de la plaque bleue. Le sensorium du malade est harmonieusement disposé sans que l'action de la rétine où aboutissent les fibres principales de la vue soit le moins du monde entravée. Les objets visuels (ou dans ce cas-ci les caractères d'impression) offrent par suite de l'ombre projetée sur l'œil gauche (malade), un tout autre aspect : ils se détachent noirs et à contours bien marqués de la surface du papier, qui n'est pas éblouissante, mais agréablement éclairée; ils font l'effet de types élégants, au lieu de mauvais caractères d'impression sur du papier médiocre. Ils se présentent avec tant de pureté, qu'un malade me dit un jour en pareil cas, qu'il avait le sentiment de les voir dès à présent des deux yeux au lieu d'un seul, et que l'œil protégé par l'ombre bleue (contrairement à ce qui avait eu lieu auparavant), lui faisait l'effet d'agir maintenant avec plus d'énergie que l'autre, quoiqu'il n'en fût pas ainsi, puisque, en fermant l'œil droit, il voyait à peine mieux de l'œil gauche que lorsqu'il n'était pas couvert du verre bleu. Les malades, surtout ceux de la première classe, se font dans ce cas une illusion semblable à celle que nous connaissons aux amputés. De même que ceux-ci placent la douleur dans le membre perdu, le malade dont l'œil affaibli depuis longtemps a été pourvu d'un verre bleu ne rapporte qu'à l'organe extérieur ce qui se passe dans son cerveau, avec cette différence très-essentielle cependant, que notre malade tire un avantage réel de la cause de la sensation qu'il éprouve; car c'est dans ce cas-ci l'excitation elle-même qui est la chose importante, et non pas, comme chez l'amputé, le mouvement qui dépend de l'excitation, et qui est devenu impossible. La rétine affaiblie a ordinairement besoin d'être ombragée dans toute l'étendue de sa surface pour que sa coopération puisse redevenir efficace après avoir été un obstacle à l'acte de la vision. Mais il arrive exceptionnellement aussi que la rétine, plus faible, ne soit affectée que dans quelques points de sa surface. Quand on se sert dans ce cas des deux yeux en même temps, quelques points seulement du champ visuel manquent de netteté, et sont marqués d'obscurcissement, d'éblouissement ou de papillotage. Nous pouvons bien amoindrir ces taches en donnant l'ombre bleue aux deux yeux; mais, pour les faire disparaître immédiatement, il ne faut l'appliquer qu'à l'œil affaibli seul.

Dans quelques cas qui me paraissent particulièrement instructifs, la moitié seulement de la rétine de l'un des deux yeux, à partir de la *macula lutea*, vers la partie intérieure ou extérieure, est malade. Les malades lisent encore couramment de l'œil droit seul ; mais, quand ils essayent de lire des deux yeux, le commencement ou la fin seulement des lignes leur apparaissent avec la netteté désirable. Un verre plan peu foncé, appliqué à l'œil gauche (faible) de ces malades leur fit paraître les lignes, d'un bout jusqu'à l'autre, avec la plus grande netteté ; ceux surtout qui avaient eu de la peine à saisir le commencement des lignes, se trouvaient ainsi essentiellement soulagés. En un mot, le but poursuivi souvent en vain, au moyen d'une longue série d'essais thérapeutiques et de privations imposées au malade, fut atteint dès que la *privation essentielle* et *convenable* d'une quantité minime de lumière eût été imposée à l'un des deux yeux.

CLINIQUE.

TREIZIÈME CAS.

La lumière bleue relève la précision de la force visuelle et ranime les fonctions de l'appareil d'accommodation, lorsqu'il n'est plus suffisamment sollicité par la rétine.

Le ferblantier G. Schulz avait eu à lutter, dès son enfance, contre une faiblesse de la vue telle, qu'il n'était parvenu qu'à grand'peine à apprendre à lire. Les occupations de son état, surtout la soudure des métaux, n'étaient pas faites pour fortifier ses yeux. Or, à l'âge de vingt et un ans, le sieur Schulz distinguait à peine, à un pied de distance, l'épreuve n° 10 des types de Jaeger ; il ne pouvait plus lire à une plus courte distance, faute de force d'accommodation, ni à une plus grande distance, faute d'énergie d'optique. Le malade dut recourir, pour travailler, aux lunettes convexes n° 15, et même, à cette condition, le sentiment des efforts à faire, et la nécessité d'interrompre souvent son travail, ne cessaient pas.

Le cas se traite, comme tant d'autres, par la lumière. De simples lunettes planes de la nuance n° V relevèrent par cette lumière plus perceptible la force visuelle du malade, au point qu'il pouvait lire sans effort les types de Jaeger n° 5, au lieu du n° 10, et ceci à partir d'une distance de sept pouces jusqu'à celle de deux pieds. La combinaison de cette nuance de lumière bleue avec des verres convexes n° 30, faits en vue d'une meilleure accommodation, n'augmente pas seulement le pouvoir du malade de distinguer des objets minimes, aux distances les plus rapprochées, mais même jusqu'à celle de deux pieds six pouces. Le malade, qui avait dû renoncer au travail, le reprit immédiatement ; au bout de trois mois qu'il avait passés en travaillant sans interruption, son état s'était amélioré, au point qu'une nuance moins foncée et des verres moins forts pouvaient être employés. Des lunettes

+ 50, nuance III,

fournissaient à la rétine la lumière convenable et le degré d'accommodation nécessaire pour les objets rapprochés. Des lunettes convexes de verre blanc de différentes courbures, essayées comme contre-épreuve, furent toujours rejetées par le malade comme inefficaces et comme cause de douleurs.

L'examen ophthalmoscopique révéla l'augmentation et l'hypérémie des vaisseaux de la rétine. Mais ce fait ne me fit pas recourir aux émissions sanguines, ni à d'autres dérivatifs, l'expérience m'ayant suffisamment prouvé que de sem-

blables mesures mettent tout aussi peu un terme aux difficultés de la circulation veineuse dans le fond de l'œil, qu'elles
sont de peu d'effet, comme on sait, contre les affections vari-
queuses des jambes.

QUATORZIÈME CAS.

La lumière bleue appliquée d'un seul côté rétablit la précision de la vue
et rend la force visuelle durable.

Un employé des eaux et forêts, M. le docteur F..., âgé
de quarante ans, portait depuis quinze ans, pour ses travaux
scientifiques, des lunettes convexes, et en était arrivé au
n° 40, sans cependant parvenir à un résultat satisfaisant,
surtout à celui de la persistance de la force visuelle. Ma supposition que sa faiblesse visuelle, avait son siége dans l'un des
deux yeux seulement se confirma par l'examen auquel je les
soumis l'un après l'autre. Je pus constater l'état normal de
l'œil droit, dont le malade avait contracté l'habitude de se
servir exclusivement, en fermant l'œil gauche, pour déterminer des différences entomologiques ou d'autres détails. Il
pouvait lire de l'œil droit les caractères typographiques des
billets de banque de Prusse.

L'œil gauche, au contraire, était très-faible; ce n'est qu'en
faisant des efforts, que le malade pouvait lire de cet œil le
n° 8 des types de Jaeger, en s'en approchant le plus
possible et pendant trois secondes seulement. L'œil fut
soulagé de la façon la plus étonnante par l'application d'un
simple verre bleu plan, qui permit à M. F..., de lire
l'épreuve de Jaeger n° 4, et de voir non-seulement avec
netteté, mais aussi à une plus grande distance et pendant
plus longtemps. Il n'y eut donc pas de doute que l'in-

fluence de l'œil gauche ne fût la cause de la fonction défectueuse de l'œil droit, et j'eus tout lieu d'espérer que la lumière bleue, plus perceptible, appliquée d'un côté seulement, ferait de l'œil gauche un organe utile, et que les fonctions des yeux concourraient ainsi à la vision d'une manière satisfaisante. Je prescrivis donc, à la place des verres convexes n° 40 employés jusqu'alors :

1° Des lunettes planes,

> De verre blanc, à droite,
> De verre bleu de la nuance n° IV, à gauche.

2° Des lunettes convexes,

> N° 80, nuance bleue n° II, à droite,
> N° 80, nuance bleue n° IV, à gauche.

Si simple que fût la mesure, l'effet de ce moyen optique, appropiré à la cause fondamentale du cas, fut complet. De retour dans son pays et en ne se servant que de ses lunettes planés composées d'un seul verre bleu, M. F... pouvait, tout l'été de 1854 et six heures par jour, s'occuper de l'inspection minutieuse de son herbier et d'autres travaux semblables, auxquels il avait dû renoncer depuis longtemps. C'est seulement pour les heures d'éclairage artificiel des soirées d'automne et d'hiver qu'il employait les lunettes convexes n° 80, également munies d'un seul verre bleu. L'essai (fait à titre de contre-épreuve) de renverser les lunettes, et d'échanger ainsi l'une contre l'autre les nuances de lumière appliquées d'abord aux deux yeux, détruisit immédiatement l'effet obtenu.

Les yeux du malade se rétablissaient par l'usage prolongé des lunettes planes bleues, au point qu'il pouvait, même sans ce secours, assez bien distinguer les objets pendant un certain temps. M. F... n'a pas manqué de me faire savoir, dans l'intérêt de la science, que ce mieux s'était soutenu.

QUINZIÈME CAS.

La lumière bleue appliquée d'un seul côté guérit radicalement l'amblyopie de l'œil gauche et préserve l'œil droit de la même infirmité.

M. Deieke, maître tailleur, était forcé, par la fatigue, de s'arrêter après avoir lu de l'œil gauche deux lignes à peine, et encore en approchant la feuille d'impression, autant que possible, de ses yeux. Les objets éloignés échappaient complétement à sa vue. Le sentiment de cette faiblesse avait persisté depuis deux ans, sans que le malade eût rien fait pour y remédier, parce qu'il avait tant bien que mal pu continuer à travailler. Ce n'est que lorsque, depuis quelques mois, son œil droit avait commencé à être privé de la précision et de la force visuelle, qu'il s'était aussi de ce côté senti menacé de la même infirmité. L'œil droit y aurait été sans doute entraîné par la réaction funeste de la perturbation de la combinaison binoculaire, si la photothérapie n'avait pas déterminé cet effet latent. La lumière bleue appliquée d'un seul côté ne préserva pas seulement l'œil droit, mais sauva même l'œil gauche, ce que, malgré l'absence de toute altération saisissable au moyen de l'examen ophthalmoscopique, je n'avais pas osé espérer.

Des lunettes planes,

De la nuance n° III, à droite,
De la nuance n° V, à gauche,

permettaient au malade de reprendre, sans le moindre ménagement, les travaux de son état ; mais cette combinaison, d'abord si avantageuse, devenant avec le temps la cause d'une absorption trop considérable de lumière (de façon que le malade ne pouvait s'en servir que pendant les heures de la plus grande clarté du jour, ou de l'éclairage artificiel du soir), il finit par s'en passer tout à fait ; la nuance trop foncée de lumière bleue devenait de plus en plus un obstacle pour l'œil gauche, à mesure que celui-ci revenait de sa faiblesse.

L'examen de l'œil gauche, fait au bout de cinq semaines de ce traitement, montra que celui-ci lisait couramment une feuille imprimée, et qu'il était complètement revenu d'un état de léthargie qui avait persisté pendant deux ans.

SEIZIÈME CAS.

La lumière bleue donnée à l'œil droit seul relève sa force visuelle, et rend à la vision binoculaire la netteté et la persistance qu'elle avait perdues.

Madame Krüger, âgée de trente-cinq ans, avait gardé de la rougeole, dont elle avait été atteinte à l'âge de vingt ans, une altération des yeux qui l'obligeait à se servir de fortes lunettes convexes (n° 18). Mais au bout de quinze années, et surtout depuis les derniers huit mois, ce secours optique était devenu insuffisant. Une sensation de papillotage devant les yeux, qui allait en augmentant quand la malade s'occupait de quoi que ce fût, ne lui permit plus de distinguer avec précision les petits objets et de lire sans interruption, même quelques lignes. Tous les essais de substituer avec avantage à ses lunettes d'autres plus fortes ou plus faibles, soit de verre de couleur, soit de verre blanc, avaient échoué.

En examinant la malade pour la première fois, au mois de janvier 1859, je découvris bientôt la cause de l'affaiblissement progressif de sa vue et de l'inutilité des essais faits pour y remédier ; les yeux avaient fini par être de force visuelle inégale. La malade pouvait lire tout aussi bien que par le passé de l'œil gauche, armé de lunettes de verre blanc n° 18, mais l'œil droit n'était plus susceptible de déchiffrer à l'aide du même verre au delà du n° 13 des types de Jaeger.

Des verres convexes plus forts lui permettaient en effet de distinguer des types plus petits, jusqu'au n° 10, mais produisaient un agrandissement très-sensible, et causaient un sentiment pénible de tension au fond de l'œil. Le changement de couleur de la lumière était le seul moyen de rendre à l'œil droit le degré de force visuelle qu'il avait perdu, comparativement à l'autre œil, et sans lequel une coopération satisfaisante des deux yeux ne pouvait plus avoir lieu. Des nuances bleues de plus en plus foncées, surajoutées successivement au verre convexe de l'œil droit, faisaient ressortir l'évidence du fait, et, sous l'action d'un verre convexe n° 18, de la nuance VI, l'œil droit parvint à lire tout seul, avec la même précision et avec la même aisance (quoique un peu moins longtemps) que l'œil gauche armé d'un verre blanc convexe n° 18. Or, des lunettes combinées de

+ 18, de verre blanc, à gauche,
+ 18, en nuance VI, à droite,

furent mises à la place des anciennes lunettes convexes n° 18, de verre blanc, et rétablirent tout ce qu'on peut demander à des yeux d'un état normal. Les lunettes, réunissant de cette manière le changement et la réfraction de la lumière, avaient de plus l'avantage que la malade pouvait dès lors travailler à la lumière artificielle ; ce qui ne lui avait jamais bien réussi depuis la rougeole, et ce qui est plus, elle pouvait même le faire avec autant de facilité qu'au grand jour.

L'examen optique du fond de l'œil fournit jusqu'à un certain point l'explication scientifique de la faiblesse visuelle de l'œil droit, mais non pas (comme dans tant d'autres cas) des données suffisantes pour y conformer le traitement. La papille présentait la forme d'un ovale vertical, du bord duquel partaient de nombreux vaisseaux gonflés par la stagnation veineuse. L'œil se fortifiait néanmoins, un tant soit peu, sous l'influence du changement de lumière, et en l'examinant de nouveau plus tard, je lui trouvai, en le faisant fonctionner isolément, sinon plus d'aptitude à distinguer les objets, au moins plus de persistance de la force visuelle.

DIX-SEPTIÈME CAS.

Opacité du corps vitré de l'œil gauche. Des lunettes planes, d'une nuance bleue plus foncée pour l'œil gauche, portent au delà du double la faculté de la vision claire et nette.

Ce n'est pas seulement par la *petitesse* des lettres, mais aussi par les distances plus ou moins grandes auxquelles des lettres peuvent être lues à l'aide de la lumière bleue, qu'on peut juger de la précision de la vue, augmentée au moyen des rayons bleus. Car plus les fonctions de la rétine seront fortifiées par le changement de la qualité de lumière, moins il faudra de rayons de lumière à cet organe pour bien distinguer les objets : c'est ainsi que la rétine, par suite du contact des rayons bleus, reconnaîtra des objets plus éloignés (c'est-à-dire fournissant moins de rayons de lumière) tout aussi bien que des objets plus rapprochés, mais éclairés par la lumière blanche.

Le serrurier H. Gabbe, âgé de vingt-deux ans, avait eu, dès son enfance, la vue basse, sans être précisément myope, car sa famille était libre de cette infirmité, qui se transmet ordinairement à la moitié des descendants; aussi un essai fait sur ses yeux au moyen de verres convexes n'accusait-il pas la myopie. Le malade ne pouvait lire des deux yeux qu'à la distance de huit pouces au plus. L'œil gauche se montrait tout à fait incapable de lire seul. L'aptitude au travail avait beaucoup diminué, depuis les dernières années, et en me consultant, il m'exprima la crainte que son œil droit ne fût de plus en plus affaibli par l'infirmité de l'autre.

Traitement. — Tout en faisant lire le malade des deux yeux, je mis devant son œil gauche seul un verre bleu plan de la nuance n° IV : la portée de sa vue s'étend immédiatement de la distance de huit pouces à celle de douze. Des lunettes de

Verre plan de la nuance III, à droite,
Verre plan de la nuance V, à gauche,

portèrent cette distance à quinze pouces. Or, la combinaison, plus conforme encore à la condition du malade, de

Verre plan de la nuance III, à droite,
Verre plan de la nuance VI, à gauche,

donne à sa vue l'étendue de dix-huit pouces, distance à

laquelle il voit sans effort et sans fatigue. L'ophthalmoscope fournit le diagnostic suivant : L'œil droit était tout à
fait normal, mais dans l'œil gauche je découvris une opacité du corps vitré, se déplaçant dans le sens opposé aux
mouvements de l'œil, placée par conséquent derrière le
point de rotation de l'œil, et qui était parsemée de petits
points noirs nettement dessinés.

Or, combien doit être difficile la tâche de venir en aide
à un malade qui a lutté dès sa première jeunesse contre
un obstacle si palpable à l'exercice du sens de la vue, et de
le faire revenir d'un état d'infirmité pareil? Mais la lumière,
qui ouvre aujourd'hui à la physique de nouveaux horizons
bien inattendus, permet aussi de pallier à des défauts organiques rebelles à la médication et de détourner leurs conséquences préjudiciables.

DIX-HUITIÈME CAS.

La lumière d'une nuance foncée appliquée à l'œil droit affaibli par une commotion restitue immédiatement à celui-ci la netteté de perception, ainsi
qu'aux deux yeux la persistance de la force visuelle.

Les exemples précédents ayant démontré que la précision
de la vue s'accroît à l'aide de la lumière bleue :

1° Par rapport à l'aptitude de distinguer de petits objets,
2° Par rapport à la portée de la vue quant aux objets éloignés,

il reste encore à prouver que la précision de la vue qui ne
se soutient pas sous l'influence de la lumière blanche,
peut devenir constante grâce aux rayons bleus, de façon
que le malade passe d'une trop prompte fatigue des yeux
à la persistance de la force visuelle.

Ernestine Frascati, âgée de vingt ans, avait essuyé, par un éclat de bois lancé contre sa tête, une commotion si violente de l'œil droit, qu'elle ne voyait plus les objets que comme à travers une gaze et qu'elle était dans l'impossibilité de lire. Malgré un traitement scrupuleusement suivi, cet état n'avait pas changé ; au bout de trois semaines la malade s'aperçut avec inquiétude que son œil gauche commençait également à baisser, à être douloureux, et incapable de toute occupation, sous l'influence de la lumière artificielle.

J'eus recours à trois essais successifs pour bien me fixer sur le détail du traitement à faire au moyen de la lumière.

L'œil droit, affaibli par la commotion et mis seul à l'épreuve, était tout à fait incapable de lire à travers un verre bleu plan de la nuance IV ; la malade ne pouvait lire de cet œil que pendant trois secondes. L'application de la nuance V lui permettait de lire avec plus d'aisance, et pendant dix-huit secondes la nuance VI facilitait plus encore la lecture, et permettait à la malade de lire pendant deux minutes ; le livre ne pouvait être rapproché de l'œil pendant les épreuves que jusqu'à dix pouces au plus, la commotion n'ayant pas seulement déprimé (comme je l'ai ordinairement observé en pareil cas) les fonctions de la rétine, mais aussi celles de l'appareil d'accommodation.

2° L'œil gauche, secondairement affecté et mis seul à l'épreuve, pouvait lire assez longtemps sans être fatigué et sans que la vision fût obscurcie par la sensation d'une gaze interposée. La nuance III remédia à ces obstacles.

3° Quant à la chose essentielle, l'essai de faire coopérer les deux yeux à l'acte de la vision démontre que la malade ne pouvait lire sans difficulté que pendant une demi-minute ; ce temps dépassé, elle était obligée de changer la position du livre, tantôt en l'approchant, tantôt en l'éloignant, ou en le tenant tantôt à droite, tantôt à gauche, et en clignotant de plus en plus des yeux ; malgré tout cela, elle était bientôt forcée de cesser de lire. Un verre plan de nuance IV, appliqué à l'œil gauche seul, permettait à la malade de voir distinctement pendant quatre minutes ; la nuance V étendait l'action commune des deux yeux à neuf minutes ; la nuance VI, à quinze minutes de plus. Les faits constatés par ces trois essais successifs fournirent la combinaison des lunettes :

Verre plan de la nuance III, à gauche,
Verre plan de la nuance VI, à droite,

au moyen desquelles la malade parvint dès le premier moment à la netteté et à la persistance parfaites de la vision, sans efforts et sans ménagements.

D'après les observations ultérieures de M. le docteur Wesche, jeune médecin très-distingué et qui est parvenu à une grande habitude du traitement par la lumière, les fonctions des rétines aussi bien que celles de l'appareil musculaire se rétablissaient peu à peu, et au bout de quelques mois la malade pouvait s'occuper des travaux à l'aiguille les plus fins, sans avoir plus besoin d'aucun secours artificiel.

3. — La lumière bleue augmente l'étendue du champ visuel.

La réfraction de la lumière par les verres concaves est le moyen généralement connu pour étendre les limites trop restreintes de la vue des myopes. Mais une des observations qui n'ont jamais été prises sérieusement en considération, et qui sont restées à peu près étrangères à l'ophthalmologie, c'est qu'une simple espèce de lumière, la lumière bleue, offre un moyen applicable aux yeux, de quelque structure qu'ils soient, tout aussi propre que les lunettes concaves, à rétablir la vision des objets éloignés, et même préférable à celles-ci dans la plupart des circonstances. Cet effet de la lumière bleue si intéressant pour la thérapeutique est sans doute intimement lié à d'autres propriétés de celle-ci et démontré déjà dans le chapitre précédent. Mais souvent on n'apprécie et l'on n'utilise pas assez certaines vérités, tant qu'elles n'ont pas été énoncées comme faits définitifs, et dégagées de leurs accessoires, pour être présentées d'une manière toute spéciale.

L'efficacité de la lumière bleue d'étendre les limites de la perception des objets éloignés pouvait au reste être mise en doute, à cause des enseignements de la physiologie, qui paraissent être en opposition avec cette propriété; car l'optique prouve par le prisme, comme moyen de décomposition de la lumière, et par quelques autres expériences, également concluantes (voyez page 9), que les rayons de lumière bleue sont plus réfrangibles pour l'œil que tous les autres, et que le point de la vision distincte est plus rapproché pour les rayons bleus que pour la lumière blanche et que pour les rayons jaunes et rouges. Il pourrait, de plus, paraître étonnant qu'un procédé négatif (la lumière bleue étant le résultat de la décomposition de la lumière blanche) fournisse à la portée de la vue un avantage si positif, avantage qui constitue, pour le plus grand nombre des

malades d'yeux, une question vitale, et qui, quoique si facile
à atteindre, aurait été négligé jusqu'à ce jour par la science
et laissé de côté par l'art du praticien. Mais des faits nouveaux sont plus éloquents que le silence d'un long passé.
Autre est le rôle que joue la lumière bleue dans le domaine physique de l'œil sain, et autre celui qu'elle joue
dans la thérapeutique de l'œil pathologiquement altéré. La
propriété qui, dans le premier cas, donne à l'œil sain, par
rapport aux objets rapprochés, un avantage du premier
ordre, s'efface ici devant une autre propriété de la lumière
mise au service de la perception des objets éloignés. Qu'on
fasse sans préjugé des essais sur des malades bien choisis,
et l'on sera étonné de trouver qu'une simple petite plaque
de verre bleu a souvent pour effet d'étendre les limites de
la vision distincte au double et au triple, et qu'un peu de
lumière d'une certaine qualité et de la nuance conforme
au cas donné porte un secours prompt et durable à bien des
personnes dont l'horizon se rétrécissait de plus en plus, en
dépit de tous les remèdes employés jusqu'alors.

C'est sur des personnes affectées de véritable myopie,
par suite de la structure organique de leurs yeux, que j'ai
fait pour la première fois l'observation que la lumière bleue
est le moyen de donner plus d'étendue à la vue ; qu'elle est
ainsi, dans beaucoup de cas, d'une valeur inappréciable. J'ai
pu constater de la manière la plus positive que ces malades
lisaient à travers des verres bleus concaves à une distance
notablement plus grande qu'à travers des verres incolores du
même foyer négatif dont ils s'étaient servis jusqu'alors. Or,
en isolant les deux effets physiques dont la combinaison
s'était montrée si efficace, c'est-à-dire en faisant lire les

malades, tantôt à travers leurs lunettes concaves de verre
blanc, tantôt à travers des lunettes planes de verre bleu bien
choisies pour le cas spécial, je parvins à constater l'efficacité de l'un et de l'autre des deux moyens, d'étendre les
limites de la perception des objets éloignés. Il se rencon-
trait même des malades dont la portée visuelle augmentait
bien plus par le moyen de verres bleus plans que par celui
de verres blancs concaves, quoique parfaitement appropriés
à l'état de leurs yeux. Il fallut conclure de ce fait que la lumière bleue possède, à côté de la qualité admise par la
science, d'être plus réfrangible pour l'œil sain et favorable
à la vision des objets rapprochés, encore cette autre propriété de restituer à certains yeux malades l'étendue normale de la vue qu'ils avaient perdue. Le siége de cet effet
doit se trouver en dehors des milieux réfringents de l'œil,
dans la rétine elle-même, et l'effet lui-même sera probablement étranger à la physique et purement vital.

Cette opinion prend de plus en plus le caractère d'un fait
incontestable. La lumière bleue n'est pas seulement, pour
beaucoup de myopes sur lesquels le hasard m'a d'abord fait
constater cet effet, mais aussi pour beaucoup de personnes
dont les yeux sont d'un état parfaitement normal, le meilleur moyen d'étendre les limites de la vision des objets
éloignés. J'ai même trouvé que les personnes devenues presbytes par la constitution de l'appareil d'accommodation de
leurs yeux, ne restent pas étrangères à cet avantage des
rayons bleus. On sait que les presbytes distinguent, à travers
des verres blancs convexes bien choisis, les petits objets
même à une distance un peu plus grande ; leur rétine
recevant dans ce cas une lumière non-seulement plus ré-

fractée, mais aussi plus concentrée : or, j'ai remarqué que de petits objets vus à travers des lunettes convexes bleues de la même taille restent, pour ces mêmes personnes, parfaitement visibles à une distance encore bien plus grande ; la lumière dans ce cas n'arrivant pas seulement en plus grande quantité à la rétine, mais aussi en qualité plus appropriée. Toutes ces expériences faites sur des malades prouvent que c'est la perceptibilité plus considérable de la lumière bleue, qui, par un effet tout spécial, étend son action bienfaisante sur une foule de personnes dont la vue manque de l'étendue nécessaire. Dans des cas, par exemple, où, par suite de grandes fatigues, la faculté de perception se trouve réduite pour la lecture à une distance de cinq pouces, et où des lettres plus éloignées n'excitent plus assez la rétine, saturée de lumière blanche et émoussée par son influence, la lumière insuffisante quant à la quantité est remplacée par une lumière plus efficace quant à la qualité, et la feuille d'impression peut immédiatement être reculée à une distance de dix, de quinze, et même de vingt pouces.

Or la lumière bleue n'acquiert toute son importance pour la vie pratique que par sa propriété de faciliter la vision des objets éloignés. Et bien que cette propriété ne constitue rien de nouveau, mais seulement une partie intégrante de l'ensemble des effets de la lumière bleue, la science doit néanmoins y appeler tout particulièrement l'attention du praticien, pour qu'il en fasse son profit dans une direction si souvent indiquée de nos jours par le besoin.

Pour que le choix des nuances de la lumière bleue, requises par le cas spécial, devienne rationnel, je conseille de procéder par la voie purement expérimentale que voici,

On commencera par faire lire le malade à la plus grande distance à laquelle sa force visuelle puisse atteindre, après l'avoir préalablement pourvu, myope ou presbyte, de verres blancs de la taille convenable. On mettra ensuite devant les yeux du malade des verres bleus plans, en passant par toute la série des nuances, à commencer par celles de la moindre intensité, jusqu'à ce qu'il puisse éloigner une feuille d'impression à la plus grande distance possible, et jusqu'à ce qu'on arrive à la nuance où le malade soit obligé de rapprocher la feuille, par suite de la diminution de la quantité de lumière nécessaire. On donnera ensuite au malade, pour s'en servir habituellement, soit des verres plans de la nuance trouvée ainsi, soit des verres concaves ou convexes de la même nuance.

Or, deux faits remarquables résultant de mes expériences m'ont démontré jusqu'à l'évidence que l'action vitale de la lumière bleue d'étendre le champ visuel est tout à fait en dehors des lois purement physiques de la réfraction, quoiqu'elles concourent au même but. En observant les malades, auxquels j'avais présenté, afin de m'assurer du degré de leur myopie et de la nuance bleue nécessaire, un livre dont l'intérêt détournait leur attention de l'expérience à faire sur leurs yeux, je voyais ces malades, au bout de quelque temps, s'approcher de plus en plus du livre.

En les faisant lire à travers des lunettes convenablement choisies, je trouvais que l'effet de ces verres grandissait au contraire considérablement avec le temps, et que des malades dont le champ visuel s'était dès le commencement considérablement étendu, sous l'influence de la lumière bleue, arrivaient à une distance double, après avoir lu pendant une demi-heure. A mesure que les fonctions de la rétine étaient devenues plus libres au point de vue de la vitalité, la feuille d'impression avait été reculée de minute en minute insensiblement et sans intention. Celui qui dès le commencement avait gagné six pouces de distance, finissait par lire, à l'aide de la même nuance bleue, à la distance d'un pied et plus.

Un autre fait d'une importance thérapeutique tout aussi grande est celui-ci : Quand, après avoir atteint la dernière limite de la portée visuelle du malade, je lui retirais subitement les verres bleus, en le faisant continuer sans interruption à lire, il persistait encore pendant quelque temps à tenir le livre à la distance gagnée à l'aide de la lumière bleue, et ne revenait que peu à peu à la limite primitive et restreinte de sa force visuelle. Les fonctions de la rétine, fortifiée par la lumière bleue, résistaient donc encore pendant assez longtemps à l'influence hostile de la lumière blanche. L'expérience de cet effet soutenu et durable de la lumière bleue s'insinuant avec une promptitude étonnante dans la rétine de quelques malades, est devenue pour moi une base utile, soit de la partie technique de l'exploration, soit des espérances qu'on est en droit d'attacher à l'emploi de la lumière bleue. En ce qui concerne l'exploration technique, on doit conclure du fait ci-dessus, que plus on passera de temps (afin de ne pas se tromper, à ce qu'on croit) à répéter les essais et à mesurer les progrès faits par le malade, en vue de sa portée visuelle, au moyen de la lumière bleue, plus il perdra la notion exacte des variations que la lumière bleue et blanche font subir à sa portée visuelle. Ce n'est qu'assez tard que j'ai compris pourquoi des personnes très-exercécs, du reste, à l'observation objective, et ayant fourni, au début des expériences, les données les plus précises sur la différence de l'effet des lumières bleue et blanche, finissaient par donner des réponses plus incertaines, à mesure que l'examen se prolongeait. Le principe, en général très-juste, qu'on ne doit pas donner une trop grande importance aux premiers résultats d'une expérience, est donc exceptionnellement renversé dans ce cas-ci.

Mais ce qui donne surtout de l'importance à cette action prolongée, et si facile à se produire sur la rétine, c'est l'espoir très-légitime que cette action puisse devenir permanente, ou, en d'autres terme, sque la lumière puisse devenir, pour bien des malades atteints d'infirmités de la rétine, un moyen de guérison radicale de la myopie. Or, il ne s'agit plus dans ce cas d'espoir et de théorèmes problématiques. La preuve d'un succès qui ne peut pas être autrement interprété, et qui est un fait positif, c'est la longue liste des malades guéris depuis des années, par l'influence bienfaisante et spécifique de la lumière bleue, d'une myopie restée rebelle à toute autre médication, de fatigue des yeux (*kopiopia myopica*), conséquence de cette infirmité, et même d'amblyopie très-avancée. Chaque jour augmente, pour moi et pour les élèves de ma clinique, le nombre de ces preuves, de façon que nous les regardons comme élevées au-dessus de toute espèce de doute. Mais ce qui, dans les différentes branches de la science, a fini par être regardé comme incontestable, n'a bien souvent été, ni compris dans son enchaînement nécessaire, ni surtout rigoureusement prouvé, ni, ce qui est plus essentiel encore, employé à propos.

De la nécessité de nuances différentes de lumière bleue pour l'œil droit
et l'œil gauche, afin d'étendre la portée de la vue par rapport aux
objets éloignés.

La vertu inhérente à la lumière bleue, de rétablir la
faculté des yeux pour distinguer les objets éloignés, ne produit ordinairement tout son effet que quand on suit la méthode que je recommande contre les perturbations de la
combinaison binoculaire, c'est-à-dire en réglant les gra-
duations de lumière de façon que la rétine de l'œil dont la
portée visuelle est moindre, et l'amblyopie plus avancée, soit
couverte d'un verre plus foncé. La thérapeutique doit suivre,
dans ce cas, une méthode d'un caractère tout particulier.
Tandis que l'œil le plus fort, supposons l'œil droit, est seul
l'organe dont nous nous proposons d'étendre le champ
visuel, l'œil gauche, le moins valide, est celui qui réclame
l'application des nuances plus foncées. Chaque nuance de
plus en plus foncée, qu'on applique à celui-ci, permet de
reculer de plusieurs pouces le livre mis sous les yeux du
malade, jusqu'à ce qu'on arrive à la limite au delà de laquelle
l'œil gauche, pourvu d'une nuance plus foncée encore, serait
privé d'une trop grande quantité de lumière.

Le secours vient donc dans ce cas de l'œil le plus faible à
l'œil plus fort, car si l'on ferme, pendant l'expérience,
l'œil gauche, sollicité par la lumière bleue à coopérer à
l'acte de la vision, l'œil droit perd immédiatement tout ce
qu'il avait gagné par rapport à l'étendue de la vue; et en
faisant fermer l'œil droit nous voyons l'œil gauche, malgré
les nuances de lumière que nous lui avons fournies, continuer à lire péniblement de très-près ou à se montrer même

incapable d'accomplir cette tâche. Assez souvent se présente
même le cas, très-instructif pour l'observation, où le verre
foncé ayant été écarté de l'œil gauche, l'œil droit ne revient
que peu à peu à la myopie, preuve intéressante que le secours, venu du côté gauche, se maintient pour un certain
temps.

Cette application individuelle de la photothérapie sera
un jour pratiquée sur une large échelle ; car un grand
nombre de malades dont les conditions pathologiques paraissent primitivement tout à fait dissemblables, présentent la
destinée commune, que l'un des deux yeux ayant perdu la
vue distincte des objets éloignés, l'autre est entraîné, par
suite de la perturbation de la combinaison binoculaire, à
cette même infirmité. Pour mettre quelque ordre dans la
classification de ces malades, on peut en établir trois groupes :

a. — Les myopes dont les deux yeux nécessitent l'application de la lumière
bleue.

Il est évident que les yeux dont la structure organique est
la cause d'une trop forte réfraction de la lumière se trouvent
continuellement exposés à une lumière trop éclatante, car
plus l'œil s'approche de l'objet de la vision et plus les rayons
partant de celui-ci sont serrés. C'est pour cela qu'on trouve
peu de myopes d'un degré avancé auxquels des verres bleus,
d'une nuance légèrement foncée, ne conviendraient pas quand
ils s'occupent assidûment d'objets rapprochés. Les malades
ne se gâtent pas par cette précaution comme on l'entend souvent dire ; leur rétine arrive au contraire, par ce moyen, au
degré naturel de lumière dont jouit toujours l'homme doué
d'une réfraction normale et qui reste à la distance conve-

nable des objets de la vision. La lumière bleue empêche la myopie organique de dégénérer en une faiblesse de la rétine qui deviendrait un nouvel obstacle à la perception des objets éloignés.

Mais abstraction faite de ce préjudice général auquel les myopes sont exposés, la lumière trop éclatante devient aussi la cause de l'habitude que contractent les malades, de ne plus se servir que d'un seul œil et de négliger et laisser s'affaiblir l'autre. A partir de là un temps assez long se passe ordinairement avant que l'œil dont on se sert exclusivement commence à subir, par un état d'amblyopie, une nouvelle perte de l'étendue visuelle déjà plus ou moins restreinte. Mais même alors il est temps encore de prendre pour base du traitement la lumière qui est la cause du mal; une modification de sa qualité en faveur de l'un et de l'autre œil rétablit souvent ce que son éclat avait gâté dans les deux rétines. Qu'on commence avant toute autre chose par rendre la lumière plus perceptible à l'œil le plus faible (affecté d'un plus haut degré d'amblyopie) et mis depuis longtemps hors de service. Sous l'influence du verre plus foncé cet œil participe immédiatement à l'acte de la vision et redeviendra le soutien de l'autre qui, par excès de lumière, avait repoussé jusqu'alors cet appui; la feuille d'impression sur laquelle le myope était resté penché pourra être reculée au double de la distance première. Qu'on augmente alors la distance ainsi gagnée par un second verre bleu moins foncé, choisi pour l'autre œil qui avait commencé à s'affaiblir peu à peu, mais dont la rétine n'a pas encore subi une altération aussi profonde que celle du premier. Or, en combinant les deux nuances ainsi trouvées aux deux verres concaves du même foyer et bien choisis pour le cas spécial, on aura épié et satisfait en tous sens le besoin du malade. On pourra décider, la mesure à la main, si ma méthode compte parmi les illusions ou si elle est destinée à vivre ! L'ophthalmoscope m'a révélé assez souvent au fond de l'œil des myopes, des altérations primitives qui prennent avec le temps un caractère tellement destructeur, que tout secours optique, même de nature palliative, doit nécessairement échouer. Ce serait cependant une erreur que d'en vouloir faire une objection contre la thérapeutique au moyen de la lumière. Toute thérapeutique a ses limites et n'offre de certitude qu'en tant qu'elle connaît ces limites. Mais je suis porté à croire qu'en beaucoup de cas, où le traitement par la lumière, ne produit plus d'effet, le retard apporté à son application en est seul la cause. Car quand déjà la pléthore du globe oculaire des myopes persistant depuis le jeune âge, est sans doute d'un effet préjudiciable, on est d'autant plus fondé à supposer que l'influence négligée et irritante de la lumière prédispose la rétine à des maladies chroniques. Un effet analogue ne se produit-il pas, par suite d'irritations chroniques sur la muqueuse de l'estomac et sur l'épiderme du corps ? Mais alors même que le miroir révèle déjà des traces de destruction dans l'un des yeux, le moment de porter du secours à l'autre n'est pas encore passé. Dans le cas où une seule et même nuance de lumière aurait primitivement servi de préservatif, des nuances de lumière différentes appliquées à droite et à gauche, offrent encore plus tard un point d'appui difficile à compenser. Dans la même mesure que nous voyons les limites du champ visuel s'étendre sous l'influence de la lumière bleue, le danger diminue pour l'œil entraîné vers la faiblesse de l'autre, et déjà sur le point de contracter des altérations chroniques.

C'est sur des faits en tout point semblables que repose l'efficacité de nuances de lumière différentes, constatée sur des malades primitivement libres de toute difficulté de réfraction de la lumière et dont le champ visuel était d'une étendue tout à fait normale, mais s'est plus ou moins considérablement rétréci avec le temps par suite de la longue iufluence d'une lumière trop éclatante. En vue du traitement il est de la dernière importance de savoir que cet état commence dans presque tous les cas, comme chez les myopes, par le désaccord des rétines, et par le relâchement de l'un des deux yeux. Le malade lui-même ne se doute naturellement pas de la marche que suit le mal quand même les premiers symptômes de la faiblesse visuelle se seraient déjà manifestés d'une manière assez sensible ; or, lorsque l'un des deux yeux ne fonctionne plus et que l'autre porte tout le flambeau du travail, on peut être sûr que bientôt l'étendue visuelle de ce dernier diminuera également. L'un des deux yeux entraîne l'autre par bien des liens cachés. Mais nous avons maintenant le moyen d'intervenir encore à temps et de rétablir l'harmonie des yeux. Ce que, dans ces cas-là, les rétines ont refusé à un même degré de lumière, elles l'accorderont immédiatement à une double lumière mise à leur disposition. Qu'on applique d'abord une petite plaque de verre bleu à l'œil qui le premier a commencé à baisser et que l'infériorité de son étendue visuelle fera facilement reconnaître. Immédiatement les touches délicates de sa sensibilité ranimée atteindront de nouveau les petits objets que l'autre œil moins affaibli n'avait pas cessé de saisir. En mettant également devant celui-ci une petite plaque de verre bleu moins foncé, on verra s'établir entre les deux yeux un mouvement d'émulation qui les portera à se mettre de nouveau en possession des objets éloignés. Cette expansion de la portée visuelle diminuera de moitié aussitôt que les deux yeux seront remis sous le régime d'une même nuance de lumière, et l'avantage s'effacera entièrement quand on aura échangé les verres l'un contre l'autre, de telle façon que le plus foncé sera placé devant le plus fort des deux yeux.

Il est vrai que quand on aura laissé passer le moment favorable, les malades de cette catégorie deviendront quelquefois tout aussi insensibles au traitement par la lumière que d'autres dont l'étendue visuelle va en diminuant par suite d'affections primaires de la rétine. Ce fait ne saurait cependant pas déprécier la photothérapie, mais doit nous engager seulement à la pratiquer en temps utile et avec le choix judicieux des nuances.

c. — Les malades qui, à cause d'un trouble dans la cornée de l'un des deux yeux, ont besoin de deux nuances de lumière différentes pour distinguer les objets éloignés.

Il me reste à parler en dernier lieu de ces malades, véritables privilégiés de la lumière bleue unilatérale, qui, par suite d'un trouble de la cornée de l'un des deux yeux, perdraient aussi avec le temps l'étendue visuelle de l'œil sain; ce cas se présente assez souvent pour qu'on puisse se dispenser d'aller à sa recherche. Nous rencontrons ici les mêmes phénomènes pathologiques, les mêmes principes thérapeutiques. La petite plaque de verre bleu appliquée à l'œil trouble devient dans ce cas, pour les malades de tout âge, la source des plus grandes bénédictions. On ne saurait imaginer de palliatif plus facile et plus sûr pour faire tomber les entraves qui pèsent sur l'éducation de l'enfant. On rencontre souvent de pauvres petits auxquels la guérison d'une ophthalmie scrofuleuse a laissé un trouble de la cornée dans l'un des deux yeux, et que l'art a abandonnés; on les voit se pencher sur le livre pour apprendre à lire, forcés même de tourner la tête d'un côté afin de pouvoir tirer parti de l'œil qui est resté libre.

La petite plaque de verre bleu, mise devant l'œil trouble, leur permettra de se redresser immédiatement. Plusieurs de ces enfants sentent moins au grand jour le besoin d'un tel appui, mais s'en emparent avec d'autant plus d'empressement quand ils sont obligés de travailler le soir à l'aide d'un éclairage artificiel.

Mais l'enfance ne fournit que quelques rares avant-coureurs de cette légion de malades dont la vue n'est d'abord que peu gênée par un léger nuage sur la cornée, et dont l'œil sain finit par succomber avec l'âge et par les fatigues de plus en plus grandes de leur état, à l'influence hostile de l'œil trouble; plus cet état impose de fatigues et plus tôt surviendra le moment fatal. L'expérience m'a prouvé que cette affection, dont le germe se trouve dans l'un des deux yeux, se révèle à partir de l'âge de vingt ans, surtout dans la classe ouvrière dont les yeux vieillissent plus tôt que la loi de la nature ne le veut, par suite des privations auxquelles elle est exposée.

De là le grand nombre de personnes, qui, par suite des réactions insensibles d'un léger nuage se trouvant dès l'enfance sur l'un des deux yeux, se ressentent déjà, dans la fleur de l'âge, de l'affaiblissement de l'autre œil, et sont prédestinées ainsi à perdre l'étendue visuelle et l'aptitude à un travail soutenu. Et combien ce bienfait optique est encore incomparablement précieux quand la presbyopie très-prononcée du malade l'empêche déjà de voir distinctement les objets rapprochés, et que le trouble de la cornée de l'un des yeux l'empêche de saisir les objets éloignés! La lumière bleue, adaptée dans une juste mesure aux lunettes convexes du côté malade, fera revivre la vigueur de vieux yeux aplatis et usés.

CLINIQUE.

DIX-NEUVIÈME CAS.

Les nuances plus ou moins foncées de lumière bleue étendent le champ visuel et guérissent la *Copiopia retinalis*.

Le collégien G. Meynitzer, âgé de onze ans, se distinguait par des pupilles très-grandes, et qui marquaient d'une manière très-brusque l'effet des transitions d'un degré de lumière à l'autre. L'étendue de sa vue avait considérablement baissé depuis les deux dernières années; on supposait le commencement d'une simple myopie, jusqu'à ce qu'enfin la difficulté de plus en plus grande d'écrire à l'aide d'un éclairage artificiel et l'impossibilité de lire en approchant le plus possible le livre des yeux décidèrent les parents à consulter un médecin.

J'insiste sur ce cas de pathologie qui se présente assez

souvent pour des enfants qui sont dans la période du développement, vu qu'on n'est pas seulement disposé à employer
inutilement des remèdes intérieurs, mais à recommander
aussi des ménagements très-gênants, tandis que le traitement
extrêmement simple au moyen de la lumière vient sans retard
au-devant de tous les vœux.

Le malade ne pouvait plus lire, malgré tous ses efforts,
qu'à la distance de 9 pouces et pendant peu de temps seulement ; il lisait à travers des verres plans de la nuance III, à
la distance de 18 pouces.

A travers des verres plans de la nuance IV, à 24 pouces ;

A travers des verres plans de la nuance V, à 27 pouces.

Il fallut s'arrêter à ces derniers verres comme étant les
plus efficaces, car l'emploi de la nuance n° VI força le malade à rapprocher la feuille d'impression jusqu'à 24 pouces
de ses yeux. Je conseillai pour l'usage au grand jour :

Des unettes planes de la nuance IV.

Pour le soir et pour les occupations à l'éclairage artificiel ;

Des lunettes planes de la nuance V.

Ces derniers verres ayant rétabli en même temps l'achromasie de la lumière, le malade pouvait de nouveau lire sans
ménagement et sans éprouver la moindre fatigue, et à mesure que les rétines se remettaient sous l'influence d'une
lumière favorable, la netteté et l'étendue de la vision ainsi que
la persistance normale de la force visuelle lui revenaient peu
à peu, non-seulement pour le travail du jour, mais aussi
pour celui du soir à l'éclairage artificiel.

VINGTIÈME CAS.

Le changement de la qualité de lumière peut souvent tenir lieu de verres
concaves pour les myopes.

Marie Bucher, âgée de douze ans, souffrait de myopie
héréditaire et d'une faiblesse prédominante de l'œil gauche.
Elle n'était pas capable de déchiffrer sans lunettes une feuille
d'impression à plus de 14 pouces des yeux, et encore fallait-il
s'interrompre bientôt. Des lunettes concaves n° 40 de verre
blanc augmentaient l'étendue visuelle de 6 pouces sans rapetisser les caractères. Or ce résultat obtenu par l'action
des verres concaves sur l'appareil d'accommodation de la
malade avait également lieu par suite de l'application de
simples verres plans bleus et par leur action sur les rétines.
La nuance V, appliquée seulement à l'œil gauche plus faible
étendait déjà la portée visuelle de la malade à 16 pouces, sans
compter l'avantage que ses yeux en retiraient en étant bien
plus à l'aise dans ces lunettes que sous les verres concaves.
Mais des lunettes planes de deux nuances différentes

De la nuance II à droite,
De la nuance V à gauche,

convenaient bien mieux encore. La malade ayant lu pendant
quelque temps avec ces lunettes, et celles-ci ayant été éloignées plus tard, elle sentait ses yeux reposés et plus forts
qu'avant; ils conservaient sans les lunettes longtemps encore
la même portée visuelle, tandis que des lunettes concaves,
après qu'elles avaient été gardées pendant quelque temps,
étaient suivies d'un contre-coup très-pénible. Au lieu du
haut degré de myopie dont la jeune malade était menacée,

à l'égal de ses frères et sœurs, sa faculté de distinguer les objets à de plus grandes distances et plus longtemps qu'auparavant sans éprouver des douleurs augmentait d'une manière très-sensible. Un grand nombre d'observations semblables m'autorisent à recommander l'emploi des rayons bleus dans l'âge de croissance comme remède prophylactique important et unique contre le développement d'un haut degré de myopie héréditaire.

VINGT ET UNIÈME CAS.

Beaucoup de myopes ne deviennent accessibles à l'effet des verres réfringents que par le changement de la qualité (couleur) de la lumière jointe à ces verres.

Cette thèse thérapeutique, très-riche en conséquences, trouve, entre bien d'autres exemples, son application sur un malade d'yeux âgé de quarante ans, le sieur C. Schneider. Depuis l'âge de dix ans, son étendue visuelle avait considérablement baissé par suite de myopie héréditaire, et cette infirmité avait augmenté depuis quelques années d'une manière inquiétante en se compliquant d'une affection des rétines. Il ne pouvait lire de l'œil droit qu'à la distance de 6 pouces au plus; de l'œil gauche, à la moitié seulement de cette distance. En ne mettant que devant l'œil gauche plus faible du malade un verre plan de la nuance IV, je m'aperçus qu'il éloignait une feuille d'impression insensiblement de plus en plus de ses yeux; au bout de dix minutes, le malade pouvait lire à la distance de 15 pouces, et, ce qui me paraît plus significatif, il lisait maintenant de l'œil gauche seul jusqu'à la distance de 9 au lieu de 3 pouces. Cette expérience démontre d'abord l'efficacité des nuances de la lumière bleue, et l'influence que le seul rétablissement de la combinaison binoculaire exerce sur la portée visuelle. Mais tout l'avantage de ce procédé d'optique ne se produisit que lorsque j'eus ajouté un verre concave convenable aux lunettes

Verre plan de la nuance II à droite,
Verre plan de la nuance V à gauche.

On avait dû renoncer à tous les essais faits antérieurement pour rétablir l'étendue visuelle normale du malade au moyen des verres incolores, parce que ses yeux, sans y gagner notablement, en avaient été irrités d'une manière intolérable, tandis que des lunettes

Concaves n° 30 de la nuance II à droite,
Concaves n° 30 de la nuance V à gauche,

permettaient au malade, en calmant et en fortifiant ses yeux, de distinguer les objets à des distances qui avaient été toujours inaccessibles à sa portée visuelle.

VINGT-DEUXIÈME CAS.

Perte de l'étendue de la force visuelle par l'influence de la lumière blanche et le prompt rétablissement des facultés normales de la vision par la lumière bleue.

C'est un fait peut-être peu connu que les cordonniers, surtout ceux employés à la chaussure de cuir verni, sont particulièrement exposés à l'éblouissement. La lumière fortement réfractée par le cuir noir, surtout après avoir traversé le soir un globe de verre, affaiblit bientôt la rétine ; ces ouvriers s'en ressentent ordinairement déjà au bout de deux années de travail. La précision et la persistance de la force visuelle sont alors à peu près perdues, et la diminution de l'étendue visuelle progressant du même pas peut être exactement mesurée. Cette décadence de la force visuelle commence ordinairement dès l'âge de vingt ans.

En m'occupant de ces ouvriers, je reconnus que la lumière bleue est la ressource thérapeutique la plus efficace, surtout quand elle est administrée à des nuances foncées et différentes à l'œil droit et gauche ; car l'un des deux yeux baisse ordinairement avant l'autre. Des verres fumés des nuances les plus variées ne convenaient pas à ces malades. La lumière bleue au contraire, à mesure que j'en employais des nuances de plus en plus foncées, étendait de plusieurs pouces les limites de la portée visuelle, et, appliquée à temps, elle guérissait même assez souvent radicalement cette infirmité de la vue.

Je ne citerai qu'un seul de bien des exemples de ce genre qui présentent tous ordinairement le même caractère. Le cordonnier Trebel, âgé de vingt et un ans, avait perdu peu à peu sa force visuelle primitivement parfaite. Il ne pouvait plus lire qu'à la distance de 6 pouces au plus, et les efforts et les interruptions qu'il était obligé de faire pendant les heures du travail, augmentaient sensiblement depuis quelque temps. Les nuances peu foncées de verres plans bleus étendaient déjà les limites de sa vue, et des lunettes de

Verre plan de la nuance II à droite,
Verre plan de la nuance IV à gauche,

redressaient la combinaison binoculaire, au point que le malade pouvait éloigner une feuille d'impression à 15 pouces de ses yeux, et qu'après avoir continué à lire pendant une demi-heure, il pouvait la reculer à 20 pouces ; tandis qu'en commençant à lire sans lunettes à la distance de 6 pouces, sa portée visuelle s'était rétrécie de plus en plus. Les lunettes ayant été mises de côté, et les yeux restant découverts encore pour un temps, il conservait la distance gagnée ; symptôme le plus éloquent que la guérison radicale aurait lieu bientôt et sans qu'il ait à se soumettre à la condition si gênante des ménagements. La preuve la plus sûre du progrès, c'était que Trebel ne sentait plus que pendant les dernières heures du jour le besoin de se servir de ses lunettes, et qu'au bout d'un mois il n'y avait plus recours que pour le travail du soir aux heures de l'éclairage artificiel.

VINGT-TROISIÈME ET VINGT-QUATRIÈME CAS.

Tache dans la cornée de l'œil gauche. Des lunettes planes bleues étendent la portée de la vue au triple de l'étendue première, rétablissent la précision et la force durable de la vue nécessaire pour le travail.

Le cordonnier Beschesnik avait, depuis l'âge de sept ans, sur la cornée de l'œil gauche, une tache qui, quoique peu étendue et à peine perceptible, était placée aussi malheureusement que possible en se trouvant vis-à-vis de la pupille.

Les inconvénients résultant si souvent pour la vue de cette position malencontreuse d'une telle tache, et contre lesquels l'art reste impuissant, ne tardèrent pas à se manifester. Le malade, quoique à peine âgé de vingt ans, ne pouvait plus lire au delà d'une distance de 7 pouces ; la précision et la force visuelles baissaient de plus en plus. Tout traitement radical était resté sans résultat. Je vais citer en peu de mots les gradations de lumière bleue au moyen desquelles je finis par réparer le mal.

Un verre plan de la nuance III appliqué à l'œil tout à fait

incapable de lire, à cause du trouble de la cornée, rendit aux deux yeux la force visuelle nécessaire pour lire à la distance de 7 à 12 pouces; la nuance IV, mise devant l'œil droit, étendit cet effet à la distance de 16 pouces, et enfin

> Un verre plan de la nuance III à droite,
> Un verre plan de la nuance V à gauche,

donnèrent à la vue du malade l'étendue de 22 pouces. Ce palliatif lui permettait de vaquer aux travaux de son état avec plus de force visuelle qu'il n'en avait jamais eue, quoique l'application d'un verre bleu, faite à titre d'essai à l'œil seul qui avait été la cause première de toutes les difficultés de la vision, n'eût produit qu'un avantage de peu de valeur. Ce n'était donc que le rétablissement de l'harmonie dans les relations binoculaires qui avait produit cette extension de la partie visuelle, ainsi que tous les autres avantages par lesquels ce cas est remarquable.

J'ai eu l'occasion d'observer sur le sieur Betke, cordonnier, un autre cas analogue de perte presque totale de la force visuelle, occasionnée par une petite tache sur la cornée de l'œil gauche. Ce cas présente, entre autres imperfections de la vue, surtout celle de la perte de l'étendue visuelle; or, les progrès faits par le malade dans ce sens, grâce à l'application unilatérale de la lumière bleue, ressortirent également de la façon la plus évidente. Le malade, à peine âgé de vingt-deux ans, ne pouvait plus lire qu'à la distance de 8 pouces au plus, et toutes les autres défectuosités du sens de la vue étaient en proportion de celle-là.

De simples lunettes planes

> De la nuance II à droite,
> De la nuance V à gauche,

permettaient immédiatement au malade de lire sans efforts à la distance de 2 pieds, et diminuaient dans la même mesure les autres imperfections de la force visuelle, surtout dans les occasions où les yeux du malade étaient exposés à de longues fatigues.

Je n'ai pas besoin d'appeler l'attention sur les cas si nombreux de troubles de la cornée, où l'on est obligé d'abandonner les malades à leur sort. Une simple modification de la lumière, appliquée conformément aux principes développés dans cet écrit, donnera l'essor à une thérapeutique libre, et rendra à d'innombrables malades l'aptitude au travail.

4. — La lumière bleue rétablit la précision de la vue pour les objets rapprochés.

L'état de l'œil qui a conservé la faculté de perception des objets éloignés, mais qui a perdu celle des objets rapprochés, faute de réfraction suffisante de la lumière, constitue la *macropie* ou *presbyopie*. On a recours, dans ce cas, aux lentilles convexes, afin de faire converger dans la pupille de l'œil trop peu réfringent les rayons de lumière fortement divergents des objets rapprochés ; ainsi, ils ne se rencontrent plus trop tard, dans leur réfraction ultérieure, c'est-à-dire derrière la rétine, mais comme cela a lieu pour l'œil sain, sur la rétine même, pour former ainsi une image claire et nette. Pendant une période de trois siècles, on se servait d'une manière purement empirique des verres convexes ; c'est Kepler qui, le premier, a défini la nature de la presbyopie, ainsi que la cause de l'efficacité des verres convexes. Or, près de trois siècles se sont écoulés depuis Kepler sans que la thérapeutique ait fait sur ce terrain des progrès tant

soit peu notables, et sans que, pour guérir ce défaut d'accommodation, on eût établi, au moyen d'observations plus dé-
taillées et plus spéciales, des rapports plus intimes avec les
malades de cette catégorie. Même de nos ours, et malgré le
plus grand nombre de livres écrits sur ce sujet, on ne parle
que de la réfraction de lumière comme seule ressource de
ces malades, quoiqu'il soit évident que les lentilles convexes,
en réfractant en effet la lumière, mais en la concentrant en
même temps sur la rétine, ne sont pas seulement insuffi-
santes pour la bonne moitié des presbytes, mais leur sont
même nuisibles. Il n'y a pas de doute que, dans ce traitement, on n'ait tenu compte que de la maladie toute développée et de l'état consommé de réfraction défectueuse des
yeux presbytes, au lieu d'avoir eu égard, comme partout
ailleurs dans la thérapeutique, à la marche progressive du
mal, et au lieu de chercher, en *prenant pour point de départ
les causes, une base rationnelle du choix des remèdes pour
les différents cas de maladie.*

Les dénominations sont indifférentes, il est vrai ; mais
quand elles tirent leur origine d'un temps où l'on classait
moins les éléments de la science, elles révèlent souvent
mieux que quoi que ce soit le point de vue restreint et insuffisant dont on envisageait les maladies, et qui pesait également pendant longtemps sur la thérapeutique. Le terme
impropre de presbyopie (vue longue des vieillards) montre
d'une manière peu équivoque que l'on ne connaissait pas
de remède prophylactique ou réparateur pour ce genre
de défaut d'accommodation, et qu'il n'existe qu'une seule et
même ressource pour les vieillards et pour ceux dont les
organes de la vue ont vieilli avant l'âge. On pensait qu'en

dehors des lentilles convexes, il n'y avait pas de moyen de compensation pour l'œil desséché et aplati, ainsi que pour l'appareil musculaire relâché et fatigué. Mais la macropie ne compte malheureusement que la moitié de ses victimes parmi les vieillards. La thérapeutique passait sous silence l'autre moitié des malades, dont les yeux, fatigués par un excès de travail, et saturés outre mesure d'une lumière trop éclatante, avaient devancé l'âge des autres parties du corps.

Le malade ne peut pas se défendre d'un sentiment pénible quand on lui propose d'adopter avant le temps et sous la forme de fortes lentilles convexes les signes de la vieillesse. Il importe donc de créer une macrobiotique de l'œil, afin qu'il ne tombe pas avant l'âge dans la macropie; on parviendra difficilement à prolonger la faculté de l'œil pour distinguer avec précision les objets rapprochés, à moins de préserver de surexcitation, et par suite de relâchement, la partie centrale de l'œil, destinée non-seulement à saisir les objets visibles, mais aussi à faire agir, et à maintenir dans une tension durable, par l'effet de l'irradiation, les muscles d'accommodation, pour la perception des objets rapprochés. La rétine et l'appareil d'accommodation coopèrent, bien plus que la thérapeutique ne l'admet ordinairement, à une vie commune et réciproque, et les inconvénients, supportés à son détriment par la rétine, sont bientôt suivis du relâchement de l'appareil musculaire.

Cette opinion, admise et dépouillée du caractère de simple hypothèse, nous conduit nécessairement à la supposition d'un nouvel élément thérapeutique résultant des propriétés calmantes de la lumière bleue. Celle-ci est, en effet, le remède naturel et facilement applicable de toute cette classe de

malades qui, quoique encore à la force de l'âge, sont menacés
de presbyopie, et en droit de demander d'en être préservés.
C'est par la qualité et non par la réfraction des rayons de
lumière qu'on prévient le défaut d'accommodation. Par
l'application de la lumière bleue, on guérit radicalement ce
défaut de vieillesse, tant qu'il n'a parcouru dans le jeune
âge que les premiers stades. Dans d'autres cas où, déjà invétéré, il nécessite l'usage de faibles lentilles, on peut en enrayer
au moins les progrès ordinairement rapides en combinant
avec ces lentilles la lumière bleue. L'importance et l'efficacité de la lumière bleue, par rapport à l'antagonisme des
yeux, créé par le défaut d'accommodation, ont été démon-
trées dans le chapitre précédent ; dans celui-ci, nous nous
proposons de faire connaître le rayon bleu, à titre de moyen
indispensable, et applicable à une autre complication pathologique, au but de favoriser la perception des objets rapprochés.

Le fait optique seul de la réfrangibilité prédominante de
la lumière bleue suffit sans doute à prouver que celle-ci
puisse servir de palliatif, tout aussi utile que les lentilles
convexes de verre blanc, aux yeux dont le pouvoir réfringent a baissé ; mais l'influence exercée directement par le
rayon bleu sur la vitalité de la rétine, et par là indirectement
sur l'aptitude des yeux à distinguer les objets rapprochés,
est bien plus importante que la propriété physique dont nous
venons de parler plus haut. La thérapeutique varie avec les
causes différentes, dès l'origine, de ce défaut de la vue.
Tandis que la presbyopie des vieillards est un état primaire
résultant de la forme et de la force musculaire des yeux, et
dont les verres convexes blancs sont le seul palliatif, la

macropie prématurée et non moins fréquente est au contraire une infirmité ressortant de la rétine, s'imposant avec un caractère purement secondaire à l'accommodation et étant susceptible d'être évitée, arrêtée dans ses progrès et d'être même diminuée; il suffit de tenir compte des rapports entre la cause et l'effet, d'appliquer la lumière bleue comme le remède par excellence et d'y joindre les verres convexes de la taille qu'exige la maladie secondaire par ses empiétements sur l'appareil moteur.

Mais l'avantage que l'on retire de la lumière bleue pour se défendre de la macropie et pour restreindre la presbyopie aux limites naturelles de l'âge, serait bien moins grand, si une circonstance particulièrement favorable ne faisait pas atteindre à leur point culminant les succès du procédé combiné. Nous ne pouvons pas seulement offrir au malade, menacé de perdre la vue distincte des objets rapprochés, le secours de la lumière bleue appliquée au même degré aux deux yeux, mais nous pouvons l'employer bien plus utilement par degrés différents d'intensité à l'un et à l'autre œil; ce mode d'application devra être essayé toutes les fois que l'un des deux yeux sera particulièrement compromis, et qu'ainsi une complication dans la combinaison binoculaire réagira d'une manière fâcheuse sur les fonctions de l'autre œil. Le mérite principal de cette thérapeutique au moyen de verres adaptés au cas individuel consiste dans la durée de son effet. D'après l'ancienne méthode, le malade est traité selon les symptômes et, sans qu'on ait égard à ses rétines, par des verres convexes de plus en plus forts; en restant ainsi face à face avec son ennemi naturel, la lumière blanche, il perdra toujours de nouveau la force visuelle nécessaire à la perception des objets rapprochés. Mais dès qu'il sera muni de verres bleus seulement ou de verres convexes bien plus faibles et bleus en même temps, il arrivera au contraire à la persistance de la force visuelle.

Comment donc négligerait-on un moyen auxiliaire si facile à appliquer à la macropie? Cette partie de la thérapeutique, que sa banalité et sa monotonie apparentes ont fait regarder comme définitivement arrêtée et à peine digne de nouvelles préoccupations, reprend dès à présent aux yeux de l'oculiste intelligent le caractère attrayant qui lui est propre ; car elle peut devenir l'objet d'une étude spéciale et applicable à un grand nombre de cas.

Mais laissons là ces considérations qui ne m'ont nullement guidé et qui ont été plutôt la conséquence naturelle d'observations thérapeutiques ; laissons plutôt parler les succès fournis par la lumière bleue *seule* ou *combinée* avec le milieu transparent taillé en vue de la perception des objets rapprochés, il s'établira ainsi une série de trois degrés dans la marche progressive de la macropie.

Premier degré (*macropia incipiens seu retinalis*).

La lumière bleue nous révèle d'abord une classe de malades dont la presbyopie, en ayant son siége dans la rétine seule et en n'ayant pas encore affecté l'appareil d'accommodation, a conservé le caractère primitif. Les malades de cette catégorie, tout en distinguant les objets éloignés aussi bien que le feraient les personnes à vue normale, manquent de la netteté visuelle pour les objets rapprochés. Or, cette faculté leur *sera rendue par de simples verres plans bleus*, résultat surprenant qui nous conduit de la manière la plus positive à la pathogénie de cette infirmité de la vue. Ces malades sont encore en état de lire couramment une feuille d'impression à caractères ordinaires quand on leur permet de l'éloigner à deux pieds et plus de leurs yeux. Mais dès qu'on met devant leurs yeux des verres plans bleus de plus en plus foncés, en suivant l'échelle des nuances, ils reviennent au point de vue normal, en rapprochant peu à peu la feuille d'impression. A l'aide d'un degré convenable de lumière, chacun de ces malades distinguera de nouveau les caractères d'impression les plus fins qui échappent au presbyte, et que l'homme sain distingue, parce qu'il peut les rapprocher suffisamment de ses yeux. Les presbytes du premier degré ne distinguent bien que les objets éloignés; la lumière reflétée par les objets rapprochés et relative- ment petits, agissant avec trop d'éclat sur leurs rétines déjà irritées, voilà pourquoi ils disent qu'ils éprouvent des éblouissements ou un papillotage désagréable et qui finit par devenir insupportable. Les types d'impression les plus net- tement dessinés, et du plus beau noir, quand ils sont rap- prochés de leurs yeux, produisent sur la rétine saturée d'un excès de lumière l'effet d'être gris ou pâles et de manquer de contours bien marqués. Ces malades rejettent les lentilles convexes de verre blanc au moyen desquelles on tâche de remédier à leur presbyopie, vu que tout verre réfringent concentre un surplus de lumière sur leur rétine et augmente aussi les inconvénients à cause desquels ils avaient dû éviter les objets visuels rapprochés. Les verres plans bleus, au con- traire, protégent la rétine trop sensible contre les rayons rouges et jaunes, tout en compensant la perte d'intensité de la lumière, au moyen de la propriété de rendre les objets plus perceptibles. Les malades peuvent ainsi se rapprocher impunément de la source de lumière et distinguer de nouveau les petits et même les plus petits objets.

Cette considération thérapeutique, si simple qu'elle soit, est d'une application pratique des plus étendues, car la lumière blanche fait, par son action incessante et très-variée, de nombreuses victimes parmi les jeunes presbytes affectés du côté de leur rétine seulement (ce qui explique le terme de *macropia retinalis*), elle confond ainsi dans une même infirmité la jeunesse et l'âge mûr. Les occupations, qu'elles soient poursuivies sous l'influence d'une lumière trop éclatante ou dirigées avec trop d'assiduité sur de petits objets très-rapprochés des yeux, exercent des effets également nuisibles. Le chauffeur, placé sans cesse devant le fourneau de la machine à vapeur, et le joaillier, occupé continuellement à façonner de fines rosettes, finissent par se présenter au médecin avec les mêmes caractères de destruction dans les organes de la vue, et ont besoin de la même thérapeutique. Tous les deux sont les représentants les plus saillants, et pour ainsi dire les chefs de file de toute une classe de malades qui se ressemblent, mais dont l'étiologie n'éclate pas toujours d'une manière également absolue et frappante.

Deuxième degré de la macropie (*macropia defatigata seu copiopia*).

La classe des presbytes qui se trouvent en voie de transition à la macropie complète fait suite à celle des malades affectés de simple *macropia retinalis*. La rétine photophobe de ces malades a déjà commencé à réagir sur l'appareil d'accommodation. L'habitude d'éviter, autant que possible, de diriger les yeux sur les objets rapprochés, à cause de la trop vive lumière dont ils rayonnent, a déjà causé un certain relâchement dans la contraction des muscles; quoique cet effet ne soit pas permanent, il se fait cependant sentir au malade occupé assidûment d'objets rapprochés, ou en d'autres termes, les muscles au moyen desquels les yeux se dirigent sur les objets rapprochés se fatiguent trop vite.

Ces malades, après avoir pris quelque repos, s'acquittent pendant quelque temps de travaux qui s'appliquent à des objets placés à une distance convenable; mais bientôt on les voit s'en éloigner peu à peu. Celui d'entre eux qui, au commencement, lisait à une distance de 8 pouces, éloignera le livre au bout d'un quart d'heure jusqu'à 16 pouces et plus de ses yeux; or, ce n'est plus comme pour la classe précédente, le besoin seul de ménager leurs rétines qui engagera les malades de celle-ci à reculer le livre, c'est le relâchement réel de leur appareil d'accommodation, c'est-à-dire le progrès de la presbyopie qui les y forcera. On est assez également convenu de nos jours de regarder la fatigue des yeux comme un état idiopathique, et de lui attribuer la dénomination particulière de *copiopia;* or, je crois qu'il faut donner à cette espèce de fatigue des yeux très-fréquente, une place particulière dans le système, en la désignant sous a dénomination de *macropia defatigata,* pour la distinguer de celle dont les myopes sont affectés (voy. chap. IX, p. 6). Cette espèce de *copiopia,* dont la cause réside dans la rétine, se rencontre chez de très-jeunes individus dont il serait difficile d'admettre que l'appareil d'accommodation soit affaibli par lui-même et indépendamment d'autres causes. Ce n'est au reste que par sa propre observation que le médecin parvient à connaître la tendance du malade de s'éloi-

gner de l'objet du travail, cette tendance étant un acte tout
à fait involontaire de la part du malade. Parmi des centaines
de malades, il y en a un seul à peine qui en ait conscience
et qui en parle au médecin. Le malade dira ordinairement
qu'il finit par se fatiguer en travaillant et qu'il est obligé
malgré lui d'interrompre son travail. Mais la thérapeutique
rationnelle dont nous disposons actuellement a plus d'importance que l'étiologie et la pathogénie de cette *copiopia* dont
j'ai essayé de décrire le caractère et que j'ai présentée comme
terme moyen de la formation de la presbyopie. Il faut appliquer une médication complexe à un mal provenant d'une
double cause. On comprend que le malade qui a dû éloigner
peu à peu la feuille d'impression jusqu'à 16 pouces de ses
yeux, et qui appartient ainsi plutôt à la classe des presbytes
qu'à celle des individus à vue normale, ne trouve qu'un
secours temporaire dans les lunettes convexes de verre blanc,
de même qu'il ne trouve qu'un simple soulagement dans les
lunettes planes de verre bleu. Ce n'est que par la combi-
son des verres convexes et bleus qu'il parviendra à être
réellement soulagé et soutenu, ce n'est que par leur influence
protectrice et leur puissance réfringente combinée qu'il
redeviendra complétement maître des objets rapprochés de
ses yeux, c'est-à-dire qu'il n'en éprouvera plus de fatigue.

Les proportions qu'on aura à donner à ces deux ressources varient cependant beaucoup selon le cas individuel. De
deux malades parfaitement semblables quant aux symptômes
extérieurs et au degré de la fatigue, l'un souffre surtout de
l'état d'irritation primaire de ses rétines, lequel ne lui
permet pas de s'approcher assez de la source de lumière,
l'autre s'en éloigne plutôt par suite du relâchement rapide

de l'appareil musculaire des yeux. Tandis qu'on viendra en aide au premier au moyen de verres convexes de la faible taille n° 80, mais de la nuance bleue très-foncée n° VI, le second parviendra au même résultat par les verres convexes très-forts du n° 20, mais de la nuance bleue très-faible n° III. Grâce à cette application différente, tous les deux seront rendus à leurs occupations et ils seront souvent même radicalement guéris tout en continuant à travailler.

Le médecin peu exercé à l'*hyalophthalmiatrique*, et qui trouverait des difficultés à déterminer le degré relatif de développement auquel seraient arrivées la macropie rétinienne et la musculaire, aura recours aux essais, afin d'éviter les erreurs dans le choix de la combinaison la plus convenable des verres.

Mais tout en ayant déterminé en général les degrés de la nuance et de la réfraction de lumière, on n'a pas encore accompli toutes les conditions du traitement individuel; il restera à décider quelle sera la nuance de la lumière bleue qui conviendra à l'un et à l'autre des deux yeux, afin que le malade affecté de copiopie parvienne à distinguer les objets rapprochés avec le plus de netteté et de persistance possibles. Je dois à cet égard appeler l'attention du lecteur sur ce fait thérapeutique très-important, que dans la plupart des cas, la cause génératrice de la presbyopie précoce ne résulte que de l'un des deux yeux, affecté souvent d'une infirmité insignifiante quelconque, tandis que l'autre, en lui-même d'un état parfaitement normal, est entraîné par le défaut d'accommodation. De là l'efficacité de l'expédient suivant lequel on protége l'un des yeux du malade affecté de copiopie par un verre convexe plus foncé que l'autre. La force visuelle

du malade par rapport aux objets rapprochés augmentera
ainsi au point qu'on en pourra mesurer le progrès ;
celui-ci sera d'autant plus durable que le traitement se sera
plus judicieusement adressé aux différents germes de la
maladie.

La combinaison

$$+ \text{ 60 nuance III à l'œil droit,}$$
$$+ \text{ 60 nuance V à l'œil gauche,}$$

(celui-ci étant affaibli par une opacité à peine perceptible)
donnera donc, dans le cas supposé ici, un bien meilleur résultat que la combinaison des verres convexes plus forts

$$+ \text{ 40 nuance IV,}$$

appliquée aux deux yeux.

Quand, pour faire la contre-épreuve, on applique les lunettes bleues + 60 aux yeux de façon que le verre le plus
foncé couvre l'œil plus fort, et le verre le moins foncé l'œil
le plus faible, la force visuelle baissera immédiatement par
rapport aux objets rapprochés d'une manière très-sensible
et souvent de plus de la moitié.

Troisième degré de la macropie (macropia perfecta).

Ce n'est qu'après avoir parcouru sans l'intervention
d'aucune médication les deux premiers stades de la maladie,
que les jeunes malades arrivent à ce manque d'énergie des
muscles de l'appareil d'accommodation qui ne leur permet
plus de distinguer les objets rapprochés, comme cela a lieu
dans le cas de la presbyopie proprement dite. Le n° 20 des
verres convexes est, en ce cas, à peu près celui auquel il faut
avoir recours, pour que les malades puissent lire les types

d'impression ordinaire. Or, en fournissant aux malades les plus avancés la lumière, non-seulement convenablement réfractée, mais aussi nuancée conformément aux ménagements commandés par l'état de leurs rétines, on arrivera aux résultats les plus satisfaisants. Les malades pourront lire à l'aide de lentilles bleues de la taille voulue, pendant des heures et des journées entières; ils pourront vaquer aux travaux d'un état qui les force à s'occuper d'objets rapprochés de leurs yeux, tandis qu'ils rejetteront déjà, au bout de quelques minutes, comme instruments hostiles, les lunettes de verre blanc.

VINGT-CINQUIÈME CAS.

Un verre plan bleu, appliqué à l'œil droit seul chez un malade affecté de *presbyopia incipiens* unilatérale, lui rend la vue distincte des objets rapprochés qui commençait à lui faire défaut.

L'ébéniste Frank, âgé de vingt ans seulement, s'aperçut que ses yeux perdaient de plus en plus la faculté de bien distinguer les objets rapprochés; une sensation douloureuse que des efforts imposés à ses yeux faisaient naître dans la paupière de l'œil droit, lui avait fait supposer une affection rhumatismale. Le malade vînt me voir au mois de mai 1857. Je pus constater l'état singulier que voici et qui avait échappé jusqu'à ce moment à l'observation du malade lui-même.

L'œil droit seul étant presbyte, le malade ne pouvait distinguer de cet œil qu'à commencer de la distance de un pied et demi des types d'imprimerie qu'il lisait de l'œil gauche à six pouces de distance; la dernière limite de cette distance, quand on reculait de plus en plus le livre, était celle de 3 pieds pour les deux yeux. Ceci expliquait comment le malade avait excellé au tir pendant le temps du service militaire. Dans l'intérêt de la science, je me proposai de comparer l'effet produit par l'ancienne méthode (de la réfraction de lumière, au moyen de verres convexes) avec celui produit par la nouvelle (du changement de la qualité de lumière, au moyen d'un simple verre plan bleu).

Je fus obligé de monter, en parcourant la série des verres convexes blancs, jusqu'au n° 30, et dans celle de verres plans bleus, jusqu'à la nuance n° VI, pour que le malade parvînt à lire de l'œil droit seul comme de l'œil gauche à la distance de 6 pouces. Mais le verre convexe n° 30 se trouve être impropre à rétablir la coopération normale des deux yeux, tandis que le verre plan bleu remplit parfaitement ce but. Le malade pourvu de lunettes

+ 30 en verre blanc à droite

et d'un verre plan, également blanc à gauche, pouvait en effet continuer à lire pendant quelque temps à une assez courte distance, mais tout en clignotant des yeux, en éprouvant la sensation douloureuse soi-disant rhumatismale et en faisant évidemment un effort pour résister au désir de reculer peu à peu la feuille d'impression.

Un fait important, à mon avis, était encore celui-ci, qu'aussitôt le verre convexe éloigné, le malade ne pouvait plus continuer à lire, à moins de tenir le livre à une plus grande distance de ses yeux.

Pourvu de lunettes

Verre plan bleu, de nuance VI à droite,
Verre plan blanc à gauche,

le malade pouvait lire, le livre rapproché, sans effort et sans douleur avec persistance et netteté ; je pouvais lui faire fermer sans le déranger tantôt l'œil droit, tantôt l'œil gauche ; cet effet satisfaisant se soutenait même pendant assez longtemps, après lui avoir fait ôter les lunettes, jusqu'à ce que l'influence de la lumière blanche finît par paralyser de nouveau les fonctions de l'œil droit appliqué à des objets visuels rapprochés. J'ai eu l'occasion d'examiner plus tard à plusieurs reprises l'état du malade, et j'ai trouvé toutes les fois que ce dernier effet des lunettes était devenu plus durable.

VINGT-SIXIÈME CAS.

Une opacité unilatérale de la cornée produit la presbyopie prématurée à laquelle on remédie par la lumière bleue appliquée d'un seul côté.

L'expérience m'a suffisamment prouvé que les personnes affectées d'une opacité unilatérale de la cornée tombent bien plus tôt, et d'une manière plus complète dans la presbyopie, que ne le feraient supposer leur âge et d'autres circonstances. Il faut en chercher la source dans la combinaison binoculaire, et dans la réaction énervante que celle-ci exerce aussi bien sur l'accommodation de l'œil trouble que sur celle de l'œil sain. La lumière bleue, appliquée d'un seul côté, ne préserve pas seulement de la presbyopie prématurée, mais y remédie même de la manière la plus efficace quand cette infirmité s'est déjà développée.

Mme B..., quoique à peine âgée de quarante ans, était déjà affectée de presbyopie, au point qu'elle était obligée de tenir le livre qu'elle lisait à 18 pouces de ses yeux, et que malgré l'usage des verres convexes n° 25 elle se fatiguait facilement. Un trouble de la cornée de l'œil droit, datant de l'enfance de la malade, me fit recourir à la lumière bleue appliquée d'un seul côté. A chaque verre plan d'une nuance plus foncée que j'appliquais à son œil droit incapable de lire, la malade pouvait rapprocher de quelques pouces de plus une feuille d'impression. La nuance n° VI avait rétabli l'équilibre de la vision binoculaire de la malade, au point qu'elle lisait sans effort à la distance de 9 pouces.

Des lunettes

Verre plan de la nuance II à gauche,
Verre plan de la nuance VI à droite,

répondaient à tous les besoins et permettaient à la malade de lire et de distinguer les objets rapprochés, avec netteté et sans fatigue.

Ce n'est que pour les heures de l'éclairage artificiel et pour le cas où la malade s'occupait de très-petits objets que j'ordonnai des lunettes réunissant le changement de la qualité de lumière à un faible degré de réfraction, c'est-à-dire

Un verre convexe n° 70 de la nuance II à gauche,
Un verre convexe n° 70 de la nuance V à droite.

Des verres de la même nuance, mais d'une plus forte convexité, employés à titre d'essai, furent rejetés comme inefficaces par la malade.

VINGT-SEPTIÈME CAS.

Un verre plan bleu de la nuance III, mis devant l'œil droit dans un cas de presbyopie *defatigata*, permet au malade de bien distinguer des deux yeux les objets rapprochés, en calmant les douleurs et en préservant ses yeux de la fatigue.

Le ferblantier Otto Bœck, âgé de vingt-sept ans, sentait baisser depuis six mois sa force visuelle, au point qu'il ne pouvait plus s'occuper que du plus gros ouvrage de son état. A peine avait-il commencé à travailler qu'il sentait sous la paupière supérieure de l'œil droit une pesanteur, qui, après avoir diminué la netteté de la vue, finissait par empêcher le malade de distinguer les objets visuels.

En examinant le malade, je découvris une disparité consi-dérable de la force visuelle des deux yeux; il lisait de l'œil gauche à la distance de 6 à 12 pouces sans aucune sensation particulière, cette distance était de 12 à 24 pouces pour l'œil droit; après avoir lu pendant quelque temps, en tenant le livre à la distance de 12 pouces de ses yeux, le malade sentait la pression sous la paupière supérieure se produire avec la plus grande intensité. Un verre plan bleu de la nuance III, mis devant cet œil, ne fit pas seulement dispa-raître complétement cette pression, mais rendit aussi à l'œil la faculté de lire sans effort et sans fatigue à la distance de 6 pouces. Cet œil fonctionna dès lors, grâce à l'adoucisse-ment de la lumière, à l'égal de l'œil gauche.

L'action commune des deux yeux avait été également dégagée par l'application unilatérale de lumière bleue, comme on pouvait s'y attendre. Des lunettes composées

D'un verre plan bleu de la nuance III à droite,
D'un verre plan blanc à gauche,

débarrassaient le malade de toutes ses incommodités et lui permettaient de remplir immédiatement tous les devoirs de son état.

VINGT-HUITIÈME CAS.

Des lunettes convexes n° 40 de verre bleu et d'une nuance plus foncée pour
l'œil droit (plus faible) permettent à une malade affectée de *presbyopia defatigata* de distinguer de nouveau sans effort et sans fatigue les objets
rapprochés.

Mme Ziech, âgée de trente-huit ans, avait perdu la force
visuelle nécessaire pour s'occuper avec quelque persistance
d'objets rapprochés de ses yeux. Même après s'être reposée,
la malade ne pouvait pas lire, à moins de tenir le livre à
14 pouces de ses yeux; le clignotement des paupières indiquait exactement le moment où elle ne pouvait plus, en
continuant à lire, distinguer sans effort les lettres de la
feuille imprimée. La malade remédiait, pour quelques
moments, à cet inconvénient en éloignant peu à peu le
livre jusqu'à 22 pouces de ses yeux, mais à partir de là la
fatigue la plus complète s'opposait à la continuation de la
lecture. Des verres convexes de plus en plus forts avaient été
employés pendant plusieurs années, le numéro 20 choisi en
dernier grossissait d'une manière très-sensible les objets
rapprochés sans cependant donner à la force visuelle de la
malade la persistance désirable.

On devait donc avoir recours à un moyen autre que la
simple réfraction de lumière. L'examen alternatif de l'un et
de l'autre œil fit voir bientôt pourquoi les verres blancs
n'avaient pas pu produire le résultat qu'on s'était proposé
d'atteindre.

L'œil droit était plus faible que l'autre, et par cela même
la cause d'un défaut d'harmonie secret des organes de la
vue, ainsi que du papillotage des paupières ; aussi presbyte

selon sa structure que l'autre œil, sa portée visuelle était cependant moins étendue, et, à cause de l'inertie de sa rétine, moins claire et moins nette par rapport aux objets rapprochés; il fallait donc une lumière plus douce et plus perceptible (à vibrations plus rapides) pour que l'action de la rétine de l'œil droit fût remise au niveau de la rétine de l'œil gauche.

C'est pourquoi des lunettes convexes n° 40 d'une même nuance (n° IV) appliquées aux deux yeux, ne convenaient pas au caractère de la maladie en question. En effet, quand après avoir fait appliquer ces lunettes, je faisais fermer alternativement les yeux, l'œil droit (plus faible) avait besoin d'un temps assez long pour bien distinguer les caractères d'une feuille imprimée, tandis que l'œil gauche les saisissait immédiatement. Cet inconvénient disparaissait jusqu'à la dernière trace par l'application de lunettes convexes :

$+$ 40 de la nuance III à gauche,
$+$ 40 de la nuance V à droite.

Les deux yeux fonctionnaient également bien sous l'influence d'une lumière de même réfraction, mais de vibrations différentes, et la malade rentrait en possession de sa force visuelle pleine et entière, même pour les objets rapprochés de ses yeux à la distance naturelle et normale.

VINGT-NEUVIÈME CAS.

La netteté visuelle pour les objets rapprochés, perdue par suite d'une *presbyopia perfecta*, est rétablie par des verres convexes n° 12 de nuances bleues différentes pour l'œil droit et le gauche, résultat qui n'avait pas pu être atteint par des lentilles incolores.

Madame Mieloff, âgée de quarante-huit ans, était arrivée

déjà à un degré de presbyopie tel, qu'elle avait dû adopter
des verres convexes n° 12, et qui n'étaient même plus suffi-
sants. Ces verres réfractaient, en effet, dans une mesure
convenable les rayons lumineux d'objets rapprochés, mais
produisaient en même temps une lumière tellement concentrée que les rétines en souffraient. Une sensation de
tension pendant les occupations de la malade trahissait la
surexcitation des yeux; quand elle lisait, les lettres lui
faisaient l'effet de pâlir de plus en plus et finissaient par se
confondre. L'affaiblissement de l'énergie optique s'accusait
surtout par la diminution de la netteté avec laquelle se
présentaient même les objets éloignés, de façon que, par
exemple, la malade ne distinguait plus à huit pas les traits
des personnes qui lui étaient parfaitement connues. L'essai
de revenir à des verres convexes moins forts ne réussissait
pas; les premiers numéros moins forts se montraient déjà
d'une réfraction insuffisante pour lire; je conservai donc les
verres convexes n° 12 mais en y joignant la couleur bleue;
l'œil droit, sur lequel j'avais fait dans le temps l'opération du
strabisme, étant plus faible que l'œil gauche, je choisis des
lunettes de nuances différentes :

+ 12 de la nuance III pour l'œil gauche,
+ 12 de la nuance V pour l'œil droit.

A l'aide de cette lumière convenablement réfractée et en
même temps adoucie et plus perceptible, la malade pouvait
lire en distinguant mieux les lettres, et sans avoir besoin de
se reposer; elle pouvait même reprendre, aux heures de
l'éclairage artificiel, les travaux les plus fins à l'aiguille dont
elle avait dû s'abstenir depuis des années. En mettant de

côté ses lunettes, elle distinguait mieux les objets éloignés, tandis que cette faculté avait diminué d'une manière inquiétante, par suite de l'usage des anciens verres. D'autres lunettes convexes n° 12, mais d'une même nuance bleue pour les deux yeux, essayées sans en prévenir la malade, furent rejetées par celle-ci comme bien moins efficaces.

TRENTIÈME CAS.

La lumière bleue fortifie les fonctions de l'appareil d'accommodation d'une malade affectée de *presbyopia perfecta*, et lui rend la faculté de distinguer les objets rapprochés.

Madame Pasemann, âgée de cinquante ans, présentait une complication de phénomènes pathologiques assez graves, selon les données de l'ancienne thérapeutique, sans que l'ophthalmoscope révélât la moindre trace d'une maladie dont le caractère aurait pu indiquer un traitement rationnel. La malade distinguait de moins en moins bien les objets éloignés; quant aux objets rapprochés, il ne lui était plus possible depuis des années de lire même les plus gros caractères d'imprimerie.

Pour préciser l'état des rétines et de la force d'accommodation de la malade, je ferai observer qu'il lui fallait des verres convexes n° 10 pour pouvoir lire un journal; mais même à l'aide de ce moyen optique, elle ne pouvait rapprocher la feuille qu'à 2 pieds au plus de ses yeux, et elle était obligée d'interrompre la lecture, après avoir parcouru, avec beaucoup d'efforts, quelques lignes à peine. Des verres convexes plus forts que ceux du n° 10 furent rejetés par la malade comme grossissant les objets visuels et causant des vertiges.

Je n'eus donc pas recours à des verres d'une plus forte
convexité, et me bornai à éliminer une partie des rayons
jaunes et rouges de la lumière concentrée par les verres
n° 10 sur les rétines. Or, à chaque nuance bleue plus foncée,
la malade rapprochait de plus en plus la feuille d'impression
de ses yeux, animés d'une nouvelle vue ; enfin, avec la
nuance n° V, elle lisait le journal d'un bout à l'autre sans
être fatiguée, et en le tenant à 6 pouces de ses yeux. Les
lunettes + 10 de la nuance V étaient donc le moyen pour
lequel il n'y eût pas d'équivalent thérapeutique.

5. — La lumière bleue calme les douleurs, surtout lorsqu'elle est appliquée d'un côté seulement.

Qu'est-ce qu'il y a de commun entre les nerfs de la sensation et la lumière, entre la couleur et la douleur ? De quel
point partent les douleurs dont l'organe de la vue est le
siége, et quel est le point où le malade en ressent l'effet ?
Quels sont les symptômes qui nous engagent à employer la
lumière colorée contre ces douleurs, dans quelle mesure et à
quel œil sera-t-elle appliquée ? Voilà des questions peu appro-
fondies encore par la pathologie et à peine effleurées par la
thérapeutique ! Et la lumière colorée, bien employée, est
pourtant le seul remède efficace contre les douleurs, quand
le repos et les ménagements, les procédés affaiblissants et
tous les moyens anodins, depuis les émissions sanguines
jusqu'à l'atropine et au pavot, sont restés sans effet. Le
nombre des personnes que j'ai délivrées de douleurs éner-
vantes au moyen de deux petits verres bleus différant de
nuances est trop considérable ; mes observations, très-

conscienceuses à cet égard, sont trop au-dessus de toute illusion, et ce traitement a fourni pendant de longues années des résultats trop concluants, pour que je n'essaye pas d'établir quelques principes susceptibles d'être développés par mes collègues, pourvu que je réussisse à captiver leur attention.

En employant les verres bleus contre les douleurs des yeux, on n'a eu jusqu'à présent en vue que la diminution de l'intensité relativement trop grande de la lumière pour des yeux d'une *irritabilité morbide*, ou trop fatigante même pour des yeux sains. Mais des lunettes protectrices restent bien loin du véritable but que la thérapeutique se propose d'atteindre au moyen de la lumière; elles laissent sans soulagement les très-nombreux malades pour lesquels la lumière reste (ce qui est assez singulier) une cause de douleur, quand même on la diminuerait au point de ne plus être suffisante pour permettre au malade de s'occuper de quoi que ce soit; la douleur et le manque de lumière coexistaient donc dans ces cas. Nous nous trouvons ainsi sans moyen d'action devant toute cette catégorie de malades dont les plaintes n'ont pas pour cause le degré de lumière en général, *mais la perturbation de la réciprocité* des deux yeux, contre laquelle une simple diminution de l'intensité de lumière donnée à dose égale aux deux yeux resterait sans effet, mais à laquelle remédie l'adoucissement de la lumière apportée à *chacun des deux yeux* en particulier.

La douleur est la suite d'efforts persévérants et infructueux faits par l'œil sain pour lutter contre les perturbations de la vue qui lui viennent de l'autre œil. En envisageant de cette façon la douleur et le traitement convenable et même infaillible à y appliquer, nous sommes obligé de faire un retour sur l'organe médiateur, appelé à combiner les rayons de lumière venant des deux côtés. Quand les deux courants de lumière réagissent en proportion de l'inégalité de la force visuelle des deux yeux, d'une manière trop différente sur l'organe médiateur, et y font naître des difficultés de combinaison, nous voyons survenir des douleurs qui s'opposent à l'usage continu des yeux plutôt qu'une perturbation réelle de l'acte de la vision. Mais le point où se manifeste la sensation douloureuse, causée par le défaut de combinaison binoculaire, varie beaucoup et donne lieu à un classement particulier des malades.

Une partie des malades ressentent les difficultés de la combinaison, sous forme de véritable douleur au cerveau, dans l'organe central même, et, chez les personnes nerveuses, ces douleurs passent facilement à l'état de migraine. Chez d'autres la douleur rayonne, en partant du centre et en suivant les différentes ramifications nerveuses, dans la direction de l'estomac, où des nausées accusent alors le retard du soulagement réclamé par l'état des yeux. Ou bien la réaction descend le long de la nuque, y produit la sensation de cordes tendues, s'étend jusque dans le bout des doigts et y cause un sentiment d'engourdissement.

Mais le plus souvent le siége des douleurs excentriques es dans les nerfs qui rayonnent autour de l'un des deux yeux. C'est un fait singulier que l'œil où se produisent les douleurs par suite d'efforts visuels n'est pas ordinairement l'œil malade, et qui donne lieu aux difficultés de la combinaison centrale de la lumière ; c'est au contraire dans la plupart des cas l'autre œil tout à fait sain.

C'est donc de l'œil sain que les malades, ne connaissant pas les relations intimes de leurs souffrances, ont l'habitude de se plaindre, en le désignant au médecin comme seule et unique cause de leurs douleurs et de la perte de leur force visuelle.

Or, l'explication qu'on vient de donner de la véritable cause de la douleur prouvera suffisamment que toute médication appliquée directement à l'œil endolori resterait sans effet. J'ai même souvent trouvé que la petite plaque de verre bleu, appliquée selon le désir du malade à l'œil douloureux, augmente la douleur excentrique au lieu de la diminuer.

Quand, au contraire, on met le verre bleu devant l'œil où la douleur n'est pas sentie mais produite, la difficulté centrale disparaîtra immédiatement, et les souffrances de l'œil sain se calment en même temps. On peut ainsi faire disparaître et naître à volonté la douleur la plus intense (par exemple du côté droit) en appliquant tantôt le petit verre bleu à l'œil gauche plus faible, tantôt en le supprimant.

Selon les données de l'anatomie, c'est le nerf trijumeau qui transmet des sensations douloureuses rayonnant autour de l'œil sain ; l'une des branches de ce nerf envoie ses ramifications (les nerfs sus-orbitaire, sus- et sous-trochléaire et lacrymal) à la paupière supérieure ; l'autre envoie les nerfs sous-orbitaire et sous-cutané malaire à la paupière inférieure.

Plusieurs de ces nerfs sensitifs communiquent avec le nerf moteur des paupières (nerf facial), ce qui explique les mouvements spasmodiques dont ces douleurs sont quelquefois accompagnées. Les plaintes des malades tourmentés par ces douleurs sont en tout point conformes à cette ramification nerveuse révélée par l'anatomie. Les données fournies par les malades désignent toujours au médecin telle ou telle autre branche du nerf trijumeau, tandis que l'autre œil, véritable cause des difficultés de la combinaison centrale de la lumière, reste exempt de douleurs, et en apparence inoffensif ou ne participe que plus tard à ces difficultés visuelles.

Quant à l'intensité plus ou moins grande de la douleur, les malades, dont le nerf trijumeau ressent les moindres difficultés de combinaison centrale de la lumière, éprouvent peu après avoir commencé à travailler, dans l'un des deux yeux (ordinairement dans l'œil le moins comprimé), la sensation d'une faible pression, assez sensible cependant pour les distraire de leurs occupations, surtout de celles de l'esprit. D'autres ressentent la douleur sous forme de pression plus pénible, soit dans l'angle externe ou interne de l'œil, soit dans la région sus-orbitaire ; d'autres se plaignent d'une cuisson gênante ou de tiraillements le long de la paupière inférieure ou dans l'épiderme autour de l'orbite. Les douleurs les plus sensibles sont celles qui se présentent sous forme d'élancements dans l'intérieur de l'œil, comme si la conjonctive était irritée par du sable ou quelque autre corps étranger placé entre les paupières. L'une ou l'autre de ces sensations ayant persisté pendant un certain temps dans l'un des deux yeux, l'autre finit ordinairement par en être affecté de la même manière, et bientôt le malade est forcé d'interrompre son travail. La résistance opposée à cette nécessité amène d'autres phénomènes objectifs, effets réflexes se produisant sur les nerfs moteurs (ramifications de nerf facial).

Le clignotement et même des mouvements spasmodiques suivis de larmes et d'hypérémie évidente du système vasculaire de la conjonctive, envahissent les paupières, le malade est enfin forcé malgré lui de fermer les yeux.

La lumière étant la cause de tous ces phénomènes, nous ne serons pas étonnés de voir que plusieurs malades qui, au grand jour, ne s'en ressentent que peu ou pas du tout, soient empêchés, par les douleurs aux yeux, de continuer leurs occupations aux heures de l'éclairage artificiel (chromatique). On trouve même parmi les jeunes gens des écoles, des individus qu'un nuage à peine perceptible dans la cornée de l'un des deux yeux, en provoquant des douleurs dans l'autre œil sain, force à renoncer au travail du soir. Les mêmes difficultés douloureuses se rencontrent souvent dans le monde des savants et des artistes, et plus d'un vaillant ouvrier, employé dans les grands ateliers industriels, éclairés au gaz, reste en arrière parce qu'il manque du soulagement approprié à son état pathologique.

Traitement au moyen de modifications de la lumière colorée appliquée aux douleurs d'yeux causées par la perturbation de la combinaison de lumière. — Une petite lame de verre bleu, appliquée à l'œil affaibli, est le remède par excellence pour tous ces malades, souvent déjà fortement éprouvés par de longs traitements. Le succès dépend du choix le plus rigoureusement exact de cette petite lame de verre, choix qui doit répondre à la disparité de la force visuelle des yeux que nous révèle l'examen isolé de chaque œil. Ce n'est souvent qu'après des essais plusieurs fois répétés qu'on parvient, grâce à un heureux coup de main, à faire éclater tous les bénéfices de ce traitement. L'oculiste ressemble ici à l'artiste qui cherche à rétablir l'harmonie entre les cordes d'un instrument dérangé.

1° Un verre plan de la faible nuance n° II ou III suffira, par exemple pour l'œil gauche, tant que celui-ci, se fatiguant plus vite que l'œil droit, le malade verra encore aussi bien de l'un que de l'autre.

On comprend par là combien il est important de prolonger l'examen de chaque œil pendant un certain temps. Pourvu d'un verre de la nuance ci-dessus, le malade lira sans se fatiguer, et sans que jamais la douleur, indice de la fatigue de l'œil gauche, ne se produise dans l'œil droit.

2° Un verre de la nuance n° IV ou V devra être appliqué à l'œil gauche, dans le cas où sa force visuelle est déjà très-inférieure à celle de l'œil droit et où l'œil gauche aura de la peine à distinguer des caractères d'imprimerie ordinaires. Ce n'est que par ce moyen de protection plus énergique qu'on écartera la douleur qui commence déjà à envahir différentes parties du cerveau en rayonnant le long des ramifications du trijumeau jusque dans la région occipitale.

3° La disparité encore plus prononcée de la force visuelle des deux yeux produit rarement la douleur, parce que l'un des yeux refuse ordinairement, dans ce cas, toute coopération à l'acte de la vision. Mais, même dans cette éventualité extrême, il se présente des exceptions d'autant plus intéressantes pour le thérapeutiste, que le rétablissement de l'équilibre au moyen des nuances les plus foncées ne lui fera pas défaut et le dispensera de l'usage destructeur du bistouri.

4° On sera ordinairement obligé, dans le cas précédent, de joindre à la nuance très-foncée qu'on applique à l'œil réellement affaibli, une autre moins foncée dont on couvrira l'autre œil secondairement affecté ; on appliquera à l'œil gauche un verre plan de la nuance n° VI, et à l'œil droit un verre plan de la nuance n° III, ou bien la nuance n° V à gauche et la nuance n° II à droite. Lorsqu'à titre d'essai, on met à l'envers des lunettes ainsi composées et parfaitement appropriées au besoin du malade, de façon que le rôle des verres est interverti, elles ne deviendront pas seulement tout à fait inefficaces, mais même un obstacle à la vision et la cause du brusque retour des douleurs.

5° Si, indépendamment de la disparité de la force visuelle des deux yeux, il y a défaut d'accommodation, il va sans dire que les lunettes devront être choisies en raison de cette complication ; les verres plans seront donc remplacés par des verres bleus concaves pour les myopes, et par des verres bleus convexes pour les presbytes.

6° Dans quelques cas très-rares et qui ne peuvent être constatés que par l'expérimentation, on remédiera à la douleur en appliquant seulement à gauche un verre plan bleu très-foncé, et à droite un verre noir, soit convexe, soit concave, selon la circonstance, en sollicitant ainsi l'œil gauche en qualité d'*organe de lumière* seulement, et en faisant abstraction de sa qualité d'*organe des lieux*. Grâce à ces combinaisons, on aura à sa disposition des milliers de lunettes pour combattre les douleurs ; et celui qui aura acquis, avec le temps, le tact nécessaire, saura se conformer avec la plus rigoureuse justesse aux exigences de chaque cas individuel.

Avant de finir, je dois encore faire suivre quelques remarques sur la valeur de mon traitement optique des douleurs d'yeux, soit qu'il vise à la guérison radicale, soit qu'il ne prétende qu'au soulagement palliatif.

On arrivera à la guérison radicale, sans que le malade soit obligé de suspendre ses occupations un seul jour, toutes les fois que l'affection de l'œil malade (souvent même visible à l'ophthalmoscope) est de nature à offrir encore la moindre chance de réduction ; c'est ainsi que j'ai vu disparaître par le seul effet d'un simple verre bleu et en très-peu de temps, soit dans l'œil même protégé par le verre bleu, soit par l'effet de la réaction dans l'autre œil, une hypérémie des vaisseaux de la rétine restée rebelle aux émissions sanguines.

Mais dans les cas même où la cause de la maladie (des taches sur la cornée, un trouble du cristallin, des particules détachées et flottantes, des exsudations de la rétine, etc.) serait irréparable, on réussira toujours à calmer complétement la douleur. Nous gagnerons, au moyen du verre de couleur, le temps nécessaire pour laisser passer des incidents qui, par leur action temporaire sur le système nerveux, causent un redoublement de névrose, que l'état en apparence invariable du malade n'explique pas. Quand même l'état actuel de la science laisserait subsister des obscurités, félicitons-nous de ce que la thérapeutique des maladies des yeux nous offre, contre des influences encore occultes, un remède optique éprouvé auquel dans la plupart des cas aucun autre moyen anesthésique ne saurait être comparé.

CLINIQUE.

TRENTE ET UNIÈME CAS.

La lumière bleue, appliquée à l'œil gauche, plus faible que l'autre, calme par
l'excédant de ses rayons doux et perceptibles les douleurs de l'œil droit, qui
était resté sain.

M. de B..., âgé de seize ans, n'avait jamais joui d'une
force visuelle satisfaisante. Peu à peu, le temps pendant lequel il pouvait lire sans fatigue s'était réduit à dix minutes
au grand jour, et à cinq minutes sous l'éclairage artificiel
du soir. L'essai de vaincre cet inconvénient faisait naître,
dans l'œil droit, des élancements qui augmentaient rapidement au point de forcer le malade à interrompre la lecture.
L'inefficacité de verres convexes, ainsi que de verres plans
bleus, employés pour remédier au mal, avait ébranlé la con-
fiance du malade. En mettant ses yeux à l'épreuve, l'un après
l'autre, je trouvai qu'il lisait sans difficulté de l'œil droit
à la distance de deux pouces à deux pieds et demi; il ne
voyait pas seulement en général avec plus de difficulté de
l'œil gauche, mais il ne pouvait lire de cet œil qu'à la distance de six à douze pouces. Ce dernier montrait donc en
même temps moins de force d'accommodation et de force
visuelle. Après avoir constaté cette différence, je fis lire le
malade des deux yeux, en même temps; au bout de dix minutes de lecture, il accusa des élancements dans l'œil droit,
et bientôt après du papillotage, des larmes et de la confusion. Lorsqu'au moment où les élancements commençaient
à se produire dans l'œil droit, j'appliquai un verre plan de
la nuance n° V *devant l'œil gauche, je fis disparaître jus-*

qu'à la dernière trace de douleur de l'œil *droit* et le malade pouvait continuer à lire pendant une heure sans s'interrompre ; son bras gauche, dont il maintenait le verre bleu devant l'œil en question, se fatiguait plus vite que sa force visuelle, qui restait au contraire la même pendant tout le temps de cet essai.

Des lunettes

D'un verre plan de la nuance n° II à droite,

D'un verre plan de la nuance n° V à gauche,

remédièrent complétement à la maladie qui, en partant de l'œil gauche, avait troublé par la perturbation binoculaire toutes les fonctions du sens de la vue. La guérison, qui avait commencé à s'établir dès les premiers mois de l'application des lunettes, promettait d'être d'autant plus radicale que le miroir n'indiquait aucune différence entre les deux yeux pour les rétines et leurs vaisseaux.

TRENTE-DEUXIÈME CAS.

La lumière bleue, appliquée à l'œil droit, plus faible, calme les douleurs dans l'œil gauche et rétablit les fonctions visuelles du malade.

Bertha Hempel, âgée de quinze ans, était myope par transmission héréditaire de son père. Cette infirmité n'avait pas seulement augmenté depuis quelques années, mais offrait aussi ceci de particulier, que la jeune malade était obligée en lisant, et en se livrant à d'autres occupations, de rapprocher de minute en minute les objets visuels de ses yeux (*copiopia myopica*) ; ce n'est que de cette manière qu'elle parvenait à éviter pendant quelque temps une sensation de pression ; cette sensation néanmoins finissait toujours par devenir tellement intense que la malade était contrainte, malgré le rapprochement des objets, à interrompre son travail.

L'expérience puisée dans bien des cas semblables me fit supposer que l'œil droit, libre de douleur, était celui sur lequel seul j'avais à diriger le traitement; en le mettant à l'épreuve, je trouvai en effet que la malade lisait moins bien de cet œil que de l'autre et à la moitié de la distance seulement. Ce n'est que par suite de cet examen que la malade reconnut l'erreur qui lui avait fait supposer jusqu'alors que l'œil douloureux fût la seule cause de son infirmité. Je commençai par faire mettre à titre d'essai un verre plan, de la nuance n° IV, devant l'œil droit, en laissant l'œil douloureux découvert. Le résultat en fut que la malade lisait, dès à présent, pendant une demi-heure au lieu de quatre minutes, sans sentir la moindre pression dans l'œil gauche, et sans être obligée de rapprocher d'un seul pouce le livre qu'elle avait tenu, dès le commencement, à dix pouces de distance de ses yeux. Après avoir porté, pendant huit jours, des lunettes

D'un verre plan de la nuance n° IV à droite,
D'un verre plan de la nuance n° I à gauche,

la malade me fit le rapport que voici :

1° Elle n'avait plus senti la moindre atteinte de ses anciennes douleurs;

2° Elle avait pu lire et s'occuper d'ouvrages à l'aiguille en se tenant parfaitement droite et en restant à la même distance des objets visuels;

3° Elle avait pu recommencer à travailler sans difficulté le soir à l'éclairage artificiel;

4° Elle avait pu recommencer à lire de la musique.

J'ai donné à cette malade, en outre, un lorgnon composé :

> D'un verre concave 30, nuance n° IV pour l'œil droit,
> D'un verre concave 30, nuance n° I pour l'œil gauche,

afin de s'en servir à l'occasion pour bien distinguer les objets éloignés.

TRENTE-TROISIÈME CAS.

Une nuance de lumière plus foncée, appliquée à l'œil gauche, relève la force visuelle de l'œil affecté dans sa cornée, et calme la douleur dans les yeux en régularisant la combinaison binoculaire.

M. Édouard Prescher, employé dans une imprimerie artistique, après avoir été à même de remplir jusqu'à l'âge de quarante-sept ans tous les devoirs de son art, avait senti sa force visuelle baisser si rapidement et des douleurs si vives s'éveiller dans l'œil droit, qu'il avait pensé avec raison ne pas pouvoir mettre un pareil phénomène sur le compte des progrès de son âge.

En examinant le malade, je reconnus bientôt, comme cause principale de son mal, une perturbation de la vision binoculaire, qui avait commencé dès son jeune âge, avec un léger trouble de la cornée de l'œil gauche. L'œil droit avait résisté à l'infirmité de l'autre jusqu'à ce qu'il eût commencé à s'affaiblir avec l'âge ; à partir de ce moment, il avait succombé à l'influence hostile d'un trouble de la combinaison binoculaire. Un verre plan de la nuance n° IV ayant été mis devant l'œil gauche, le malade ne pouvait pas seulement beaucoup mieux lire de cet œil seul et éloigner le livre à un demi pied, au lieu d'un pied, de ses yeux, mais la douleur disparaissait en même temps et la force visuelle des deux yeux se rétablissait au point que le malade en se servant de lunettes

D'un verre plan de la nuance n° II, à droite,
D'un verre plan de la nuance n° IV, à gauche,

pouvait reprendre tous les travaux de son état. Des lunettes composées de verres d'une même nuance pour les deux yeux, si varié que fût le choix de cette nuance, n'avaient eu pour effet qu'un soulagement passager.

TRENTE-QUATRIÈME CAS.

La lumière bleue appliquée aux deux yeux guérit la sensation de pression douloureuse dans l'œil droit, plus faible que l'autre, et rétablit la persistance de la force visuelle des deux yeux.

Le professeur Dr. G..., âgé de trente-cinq ans, souffrait d'une myopie héréditaire, et portait des verres concaves n° 18. Depuis deux ans, il se plaignait d'un sentiment de pression dans l'œil qui ne lui permettait de lire et d'écrire qu'en s'interrompant souvent, et qui l'empêchait tout à fait de travailler le soir. Le malade caractérisait son mal en disant qu'une lutte continuelle paraissait avoir lieu entre ses yeux surtout au début de ses occupations, de façon qu'il fut toujours obligé d'habituer l'œil gauche à faire seul la besogne ; il était forcé de fermer, à cette fin, l'œil droit, à demi ou tout à fait pendant un certain temps ; mais à cette condition, un sentiment de forte pression dans l'œil droit l'empêchait bientôt de se servir de l'œil gauche.

Pendant les deux années de sa maladie, M. G... avait été soigné avec beaucoup de sollicitude ; mais le régime le plus sévère, la suppression des lunettes, les purgations, les bains de pieds, de fréquentes émissions sanguines, pratiquées à la tempe droite, et des douches n'avaient en rien changé l'état pénible du malade. En voyant M. G..., au mois de janvier 1858, je constatai, qu'en dehors des infirmités énoncées ci-dessus, il lisait de l'œil gauche en tenant le livre à une distance de sept pouces de ses yeux, tandis que pour lire de l'œil droit il était obligé de le rapprocher à la distance de cinq pouces.

Traitement. — Prenant en considération l'état de myopie du malade, je choisis des lunettes concaves n° 20, qui étendaient sa portée visuelle à neuf pouces sans rapetisser les objets. Pour remédier à la disparité visuelle des rétines dont les lunettes concaves n'annulaient pas les effets, je composai des lunettes

D'un verre concave n° 20 de la nuance n° III, à gauche,
D'un verre concave n° 20 de la nuance n° V, à droite.

Cette combinaison rétablit immédiatement l'harmonie des yeux, permit au malade de lire sans difficulté et sans fatigue, même à l'éclairage artificiel du soir, les caractères d'imprimerie les plus fins, et fit disparaître jusqu'à la dernière trace de douleur. Tous ces avantages obtenus par une si simple application de la lumière se maintenaient; c'est sur le désir du malade que je composai une seconde paire de lunettes

D'un verre concave n° 9 de la nuance n° III, à gauche,
D'un verre concave n° 9 de la nuance n° V, à droite;

qui lui rendraient les mêmes services par rapport à la perception des objets encore plus éloignés.

TRENTE-CINQUIÈME CAS.

Hyperesthésie de tout le système nerveux, guérie par une nuance de lumière bleue convenablement choisie pour chaque œil en particulier.

Le cas suivant, tout en entrant dans le cadre des traitements optiques, intéressera peut-être plus encore le névrologue que l'oculiste, en offrant un exemple frappant de névrose guérie par le rétablissement simultané du calme dans le cerveau, et de l'équilibre dans la vision binoculaire.

Depuis une fièvre scarlatine qui, dans son enfance, avait mis sa vie en danger, Mme Adler était restée d'une santé débile; à l'âge de quarante ans, ses yeux, déjà faibles, depuis son enfance, avaient été affectés d'une presbyopie, contre laquelle on n'avait pas pu trouver de lunettes convenables. Dès que la malade commençait à s'occuper de quoi que ce fût, des douleurs, rayonnant d'abord seulement autour des orbites, s'étendaient bientôt sur toute la ligne frontale, montant jusqu'au sommet de la tête, envahissaient l'occiput, descendaient le long de la nuque, et finissaient par causer une véritable courbature du cou. Tout effort tant soit peu prolongé des yeux provoquait de plus un bruissement dans les oreilles qui finissait par dégénérer en véritable bourdonnement et en otalgie. Ces effets secondaires de la faiblesse des yeux, une fois éveillés, se prolongeaient souvent jusque bien avant dans la nuit, au point de compromettre le sommeil. Tous mes essais pour rendre à la malade, au moyen de verres convexes de nuances de plus en plus foncées, l'usage des yeux sans douleur, étaient restés sans résultat; j'avais seulement pu constater qu'il ne fallait pas dépasser le n° 25 des verres convexes.

Mais en continuant mes essais, je parvins à découvrir que l'œil droit se fatiguait plus vite que l'œil gauche, et cette circonstance, en apparence insignifiante, devint le point de départ du traitement. L'emploi de lunettes

D'un verre convexe n° 25 de la nuance n° V, à gauche,

D'un verre convexe n° 25 de la nuance n° VII, à droite,

répandaient, selon l'expression de la malade, une vigueur calmante sur tout son organisme. Elle pouvait, dès ce moment, lire sans fatigue, sans douleur, et sans bruit dans les oreilles, et ce qui lui avait été surtout impossible jusqu'alors, elle pouvait de nouveau penser et écrire en même temps et trouver dans le sommeil le repos de son esprit fatigué. La malade n'est pas hystérique et n'avait jamais été photophobe, proprement dite, de manière qu'un simple adoucissement de l'intensité de la lumière n'aurait pas suffi dans ce cas. Ce n'était donc que l'*influence positive de la lumière bleue* dans des nuances convenablement choisies qui avait produit cet heureux effet.

6. — La lumière bleue soutient la force visuelle et la rend durable.

La preuve que la lumière bleue est le remède rationnel contre l'infirmité que nous nous proposons de décrire sous le nom de *manque de persistance de la force visuelle (copiopia)*, se présente comme conclusion naturelle de notre méthode optique et comme résultante de ses différents effets spéciaux. En écrivant une monographie de la fatigue des yeux et du traitement à y appliquer, nous ne devions, en effet, rien laisser de côté, de tout ce que nous avons dit dans les chapitres précédents, sur les causes de cette faiblesse, et sur les qualités thérapeutiques, par lesquelles la lumière bleue sert à la combattre.

La lumière bleue a pour effet, d'après nous :

1° De préserver, en général, les rétines de la surexcitation causée par une lumière trop intense ou, ce qui arrive plus souvent encore, d'empêcher le sens de la vue d'être faussé par la différence de l'impression que l'un et l'autre œil reçoivent de l'action de la lumière (voy. les chapitres VI, VII, VIII, IX);

2° De conserver au malade la faculté de distinguer avec netteté et sans efforts les petits objets (chap. IX, 2);

3° De permettre au malade de distinguer, sans interruption et sans fatigue, les objets éloignés (chap. IX, 3) et les objets rapprochés (chap. IX, 4);

4° De préserver le malade de douleurs qui finissent souvent par devenir intolérables sous l'influence de la lumière blanche;

5° D'empêcher que deux rétines de force de perception inégale ne troublent, par leur antagonisme, l'harmonie de l'impression commune et qu'elles ne provoquent le strabisme afin de remplir les fonctions visuelles (chap. VI).

Si ces effets sont réels, il faut convenir que c'est bien grâce à la lumière bleue judicieusement employée dans ses nuances variées, que le malade reste en possession de sa force visuelle; qu'il peut même braver de graves altérations organiques qui, bien loin de pouvoir guérir, n'ont pas pu être modifiées jusqu'à ce jour dans leurs effets nuisibles.

Ce que nous venons de dire dans les chapitres précédents sur la fatigue des yeux prouve suffisamment qu'on n'a pas embrassé, dans son ensemble, cette infirmité à formes si variées et qu'une thérapeutique vraiment efficace doit nécessairement nous y ramener. Les auteurs qui ont traité de cette matière n'ont fait que de tel ou tel autre genre de la fatigue des yeux, l'objet de leurs observations, comme le prouvent, du reste, les termes dont ils se sont servis pour désigner la maladie. Ils ont fourni des fragments précieux sans doute; mais en se laissant absorber par des spécialités d'un ordre secondaire, ils n'ont pu envisager la pathogénie du mal que d'un point de vue trop restreint; ils n'ont pas pu arriver à un remède d'une application générale et moins encore aux modifications convenables de ce remède.

Dans le temps, on regardait cette infirmité comme trop grave, en la resserrant dans les limites étroites de la rétine, en lui refusant le caractère idiopathique et en la prenant pour le prodrome de l'amblyopie; séduit par les succès étonnants obtenus dans certains cas de copiopie par la ténotomie, on est par contre allé trop loin de nos jours, en attribuant à cette maladie le caractère essentiel d'une affection des muscles, d'un défaut d'accommodation. Il importe donc de présenter, sous toutes ces faces si variées, une maladie dont j'ai déjà décrit en 1845 une des formes principales (*copiopia presbyopia*) *en recommandant, dans ce cas, le traitement par la lumière.*

Mes expériences très-nombreuses, faites depuis ce temps, contribueront à prouver que cette médication est la seule vraiment efficace contre une infirmité qui pèse sur toutes les classes de la société.

La meilleure manière d'atteindre ce but sera de regarder la *copiopia*, à l'instar de l'amblyopie, comme un état pathologique générique et d'établir des divisions spéciales de là maladie, conformément aux formes diverses sous lesquelles se présente la fatigue des yeux. On s'entendra ainsi plus facilement sur les différents cas de copiopie, et le praticien éprouvera moins d'embarras, en se dirigeant dans le traitement sur les termes adoptés. Nous aurons ainsi :

1° COPIOPIA RETINALIS (SIMPLEX).

Fatigue dans le système de l'appareil sensible à la lumière, c'est-à-dire des nerfs mêmes du sens visuel. Elle pourra être, selon que son siége est dans les deux rétines ou dans l'une de celles-ci :

a. *Binocularis*,
b. *Monocularis*.

2° COPIOPIA RETINO-MUSCULARIS PRESBYOPICA.

La fatigue produite par la réaction énervante de la rétine sur les nerfs moteurs de l'appareil d'accommodation :

a. *Binocularis*,
b. *Monocularis*.

3° COPIOPIA RETINO-MUSCULARIS MYOPICA.

La fatigue causée par les efforts extrêmes et impuissants des nerfs moteurs de l'appareil d'accommodation :

a. *Binocularis*,
b. *Monocularis*.

4° COPIOPIA DOLOROSA.

La fatigue produite par la surexcitation des nerfs sensitifs répandus autour de l'œil :

a. *Binocularis*,
b. *Monocularis*.

1° Copiopia retinalis (simplex).

Diagnostic. — Les malades de cette catégorie distinguent parfaitement bien les petits objets. Le diagnostic établit ainsi de prime abord les caractères essentiellement différents de l'amblyopie et de la presbyopie. Mais ces malades perdent ordinairement en moins de temps que tous les autres malades affectés de copiopie, la faculté de distinguer les objets; ils la perdent sans transition et sans qu'ils puissent, comme ceux des autres catégories, s'aider de certains expédients temporaires. Ils sont donc les représentants par excellence de l'énergie optique, conservée quant à son intensité, mais dépourvue de toute persistance. Ainsi, ces malades voient les lettres noires du livre pâlir bientôt sous l'influence de la lumière blanche, perdre la netteté de contour et finir par se confondre; le malade ne distingue plus que les lignes du livre, et ne voit à la fin qu'une surface papillotante.

C'est ordinairement la sensation de l'éblouissement qui force le malade à s'arrêter après avoir souvent à peine parcouru la première ligne du livre. Ce n'est qu'en dirigeant ses regards sur des objets éloignés, et fournissant des rayons de lumière moins intenses et moins irritants, ou mieux encore en fermant et en reposant pendant quelque temps ses yeux que le malade réussit à faire revenir, quoique d'une manière également passagère, sa force visuelle. Les malades qui ont l'habitude de l'observation répéteront toujours à peu près dans les mêmes termes la description que nous venons de faire du déclin rapide de la force visuelle. Mais le diagnostic n'aurait pas dit son dernier mot, et la thérapeutique resterait incomplète si l'on ne tenait pas compte d'un fait dont les malades n'ont ordinairement pas conscience, et qui donne lieu à une nouvelle classification. Nous aurons à faire la distinction suivante :

a. *Copiopia simplex binocularis,*
.b. *Copiopia simplex monocularis.*

a. *Copiopia retinalis simplex binocularis.* — Les fonctions des deux rétines (ce qui est un cas exceptionnel) manquent de vigueur durable, ou ce qui est plus rare encore, elles succombent toutes les deux en même temps à la fatigue; un des deux yeux se fatigue ordinairement plus vite que l'autre, et demande par conséquent un traitement différent de celui de l'autre.

b. *Copiopia retinalis (simplex) monocularis.* — Le siége de la fatigue n'est que dans l'un des deux yeux; nous n'aurons donc à appliquer le traitement qu'à celui-ci. On serait porté à supposer que l'*un* seulement des deux yeux, se refusant à ses fonctions, l'autre ne fût d'une activité d'autant plus durable, et que le malade ne se ressentît que peu ou pas du tout de l'obstacle en question; on s'attendait même à voir l'autre œil se fortifier, comme nous le voyons chez les individus que leur profession engage à se servir de préférence d'un seul œil (1). Mais il n'en est pas ainsi de nos malades affectés de copiopie monoculaire; l'expérience est là pour le prouver. L'œil que l'examen (appliqué séparément à chacun des deux yeux) nous montre dans son état normal, est bientôt entraîné par l'autre atteint de copiopie; le malade est forcé d'interrompre le travail auquel les deux yeux

______

(1) Les graveurs, les horlogers et autres individus obligés par leur état à se servir d'un seul œil armé d'une loupe, finissent par voir de cet œil bien mieux que de l'autre, qui s'affaiblit de plus en plus.

avaient concouru. Ce malade n'est donc pas plus heureux, en apparence, au moins, que celui qui est affecté de *copiopia binocularis;* son état offre ceci de particulier, que, trompé par la sensation de pression qu'il éprouve dans l'œil *sain,* il en accuse celui-ci. C'est la combinaison binoculaire défectueuse qui entraîne l'œil sain dans la défaillance de l'œil malade dont le jeu caché et pernicieux n'a pas été pris jusqu'à présent en assez sérieuse considération. Le médecin rétablira, par une judicieuse répartition d'ombre et de lumière, l'usage normal de l'organe visuel, à l'instar de l'artiste qui, par la tension un peu plus ou moins forte d'une corde, rétablit l'harmonie d'un instrument de musique.

Résultat de l'exploration ophthalmoscopique. — L'exploration ophthalmoscopique montre, chez la plupart des malades, affectés de *copiopia binocularis,* l'état normal du fond de l'œil; on peut donc regarder leur infirmité comme purement *fonctionnelle.* Dans certains cas on découvre des altérations *organiques* de la rétine, mais qui ne sont pas encore assez avancées pour empêcher le malade de distinguer de petits objets éclairés par la lumière blanche; seulement la perception de ces objets se soutiendra moins longtemps sous l'influence de la lumière blanche. Les formes les plus fréquentes de ces altérations de tissus : la distension et l'augmentation des vaisseaux de la rétine, l'amoindrissement de la couche pigmentaire, et par suite l'apparition plus fortement accusée des vaisseaux choroïdiens; de légères exsudations, de la sclérectasie, et la diminution de la transparence des milieux de l'œil.

Dans le cas de *copiopia monocularis,* ces altérations de tissu sont souvent assez avancées du côté malade pour que la force visuelle de l'œil en question dénote l'état de véritable amblyopie. L'exploration offre, dans le cas de *copiopia monocularis*, entre autres avantages, celui de pouvoir comparer les fonctions de la rétine saine à celles de l'œil affecté de copiopie ou d'amblyopie. Le résultat objectif de l'exploration est ordinairement en raison de l'état fonctionnel, mais souvent il est au contraire identique pour les deux rétines; il y a même des cas où l'examen ophthalmoscopique paraît être en contradiction avec l'état réel; c'est que la perturbation fonctionnelle de l'un des deux yeux l'emporte parfois sur les altérations des tissus de l'autre révélées par l'ophthalmoscope. J'établirai donc en principe, qu'en appliquant le traitement par la lumière, on fera bien d'arrêter son plan de médication, avant de procéder à l'exploration intérieure, cette dernière pouvant influencer d'une manière fâcheuse le jugement du malade dont les fonctions visuelles sont mises à l'épreuve même sans qu'on ait dilaté artificiellement ses pupilles. L'exploration intérieure, faite après l'épreuve en question, contribuera à établir la base scientifique du cas et à nous diriger dans le choix des mesures thérapeutiques qui, en dehors de la médication principale, pourraient encore être nécessaires. Mais je dois, en parlant de la *copiopia monocularis*, revenir encore sur ce fait éminemment favorable, que le traitement au moyen de la lumière, dans son application aux altérations même les plus avancées, et en apparence les plus décourageantes des tissus de l'*un* des deux yeux, reste néanmoins d'une efficacité complète. Un dixième seulement de la force visuelle primitive qui, dans un cas de *copiopia monocularis*, entretient encore la vie dans la rétine frappée de destruction, suffit pour paralyser les fonctions de l'œil sain ; mais l'ombre bleue suffisamment foncée, appliquée à l'œil affaibli, conjointement avec une nuance moins foncée, mise devant l'œil sain, peut rétablir l'harmonie des deux rétines et rendre au malade, près de succomber à la fatigue, toute la vigueur nécessaire pour le travail.

Thérapeutique de la copiopia retinalis (simplex). — La rétine ayant contracté, par suite de l'influence de la lumière blanche, une certaine faiblesse fonctionnelle, elle n'en peut naturellement pas revenir sans que l'on ait éloigné l'action incessante de cette même influence. L'appareil visuel du malade, quand il aura peut-être même subi quelques altérations organiques, sera, en restant sous l'influence de la lumière blanche, d'autant plus privé de toute force durable. En se contentant dans ce cas de diminuer seulement l'intensité de la lumière, on ne parviendra, pas plus que par le repos donné aux yeux, à un résultat satisfaisant.

J'oppose à des illusions de ce genre une expérience de vingt années, et le grand nombre de découvertes importantes faites au moyen de l'ophthalmoscope confirment mon opinion de la manière la plus positive. Abstraction faite de l'impossibilité où se trouvent la plupart des malades, de renoncer pour longtemps à toute occupation, le résultat de ce traitement négatif reste nul dans tous les cas qui ne rentrent pas dans les limites de la partie fonctionnelle de la vue au début de la copiopie. Les onguents et la douche froide, au moyen desquels on a la prétention de fortifier les yeux, sont à peu près tout aussi insuffisants; ces moyens sont même moins rationnels qu'ils n'en ont l'air, et devraient être définitivement abandonnés. Il faut aux rétines un secours positif qui satisfasse à leur besoin réel, soit pour les guérir radicalement, soit pour rétablir au moins d'une manière durable leurs fonctions dans le cas où des altérations organiques auraient déjà eu lieu. La lumière bleue, mise à la place de la lumière blanche, remplira ce double but. Le malade obtiendra, avec le premier rayon d'une lumière convenablement nuancée qui frappe ses rétines, ce que souvent depuis de longues années il avait cherché en vain, au prix des plus grands sacrifices : ce sont les verres plans qui répondront au besoin de malades affectés de simple *copiopia retinalis*. La qualité éminemment perceptible et douce des rayons bleus suffit seule à ranimer les rétines et à préserver leurs fonctions de tout relâchement ultérieur. Mais bien que l'ombre bleue, plus ou moins foncée, appliquée aux différents cas de copiopie, fasse sans doute du bien, elle ne produirait pas, sans d'autres dispositions, un résultat tout à fait satisfaisant. La *copiopia simplex* n'étant souvent que monoculaire, et le degré de faiblesse des rétines étant ordinairement, même en cas de *copiopia binocularis*, différent pour l'un et l'autre œil, il faut que les nuances soient combinées de façon à impressionner chaque rétine par une lumière à vibrations différentes, afin que l'équilibre soit rétabli entre les deux yeux. On aura donc à choisir, selon les circonstances, des lunettes planes

De la nuance n° II ou III

pour le malade affecté de *copiopia simplex binocularis* peu avancée.

Des lunettes planes

De la nuance n° IV ou VI

pour le malade plus avancé dans la *copiopia simplex binocularis.*

Des lunettes planes

De la nuance n° II, à droite,
De la nuance n° IV, à gauche,

pour le malade affecté d'un faible degré de *copiopia simplex monocularis sinistra.*

Des lunettes planes

De la nuance III, à gauche,
De la nuance VI, à droite,

pour le malade privé, par la *copiopia monocularis dextra* déjà très-avancée, de toute persistance de la force fonctionnelle des yeux.

Ces combinaisons ou d'autres du même genre rendront au malade l'action pleine et entière du sens visuel, et lui permettront de retourner sans ménagement à ses anciennes occupations. Mais ce qui fait le plus grand mérite de cette thérapeutique, c'est qu'elle rétablit et maintient d'une manière durable les vibrations mêmes des rétines dont l'ophthalmoscope a fait découvrir de nombreux défauts organiques, et qui, sous l'influence de la lumière blanche, étaient devenues incapables de tout effort prolongé.

2° *Copiopia retino-muscularis presbyopica.*

Diagnostic. — Les suites de l'action irritante de la lumière blanche ne restent pas dans les limites de la surface immédiatement frappée par ses rayons, c'est-à-dire de la rétine ; mais l'appareil musculaire sur lequel la rétine réagit en est également affecté. La faiblesse dans les fonctions de la rétine est accompagnée de défaut d'accommodation de l'œil pour les objets visuels rapprochés ; voilà donc une nouvelle sphère pathologique créée par la lumière blanche, et qui réclame en faveur d'une nombreuse classe de malades le traitement par la lumière. *La force motrice de l'œil est souvent presque autant paralysée par la lumière blanche que par l'âge.* Quelle autre explication donner à cette légion de jeunes gens qui disposent librement de tout leur système musculaire, à l'exception cependant de celui de l'œil ? Ceux que leur état oblige à s'occuper continuellement de petits objets, en les rapprochant très-près de leurs yeux, ne devraient-ils pas, en théorie, avoir les muscles de l'appareil visuel particulièrement forts, à l'égal de tous les autres muscles, qui se fortifient par l'exercice ? L'expérience est pourtant en contradiction avec cette argumentation en apparence très-logique ; c'est la presbyopie et non pas la myopie que nous voyons résulter de l'application assidue des yeux aux objets rapprochés. Or, c'est une raison particulière qui dément l'argumentation en question ; la rétine, affaiblie par le travail assidu à la lumière blanche, fait naître la faiblesse des muscles, qui reçoivent leur impulsion de la rétine. Ainsi, l'œil, exposé sans ménagement à l'influence de la lumière blanche, est poussé avant le temps vers la presbyopie. Il y a un symptôme objectif qui, comme je l'ai déjà fait observer, confirme cette manière de voir, et qui, de même que le baromètre indique le degré de pression de l'air, marque la fatigue croissante de l'appareil musculaire de l'œil. Qu'on fasse tenir au malade affecté de *copiopia presbyopica* le livre qu'on lui présente pour lire, dans une position assez élevée pour qu'on puisse bien observer ses yeux, on verra ses pupilles se dilater lentement, malgré le degré d'accommodation imposé par l'objet rapproché de ses yeux. C'est l'indice physiologique des envahissements de la presbyopie; le moment arrivera enfin où les pupilles se dilateront tout à coup démesurément; c'est la preuve que le malade ne peut plus résister à l'expérience. Le symptôme objectif répond exactement au sentiment subjectif de la fatigue. Un verre bleu, appliqué dans ce moment aux yeux du malade, c'est-à-dire une diminution de clarté au moyen d'une lumière plus douce, rétrécira les pupilles et rétablira la vigueur de la rétine et par suite de l'appareil musculaire; elle rendra finalement au malade la force visuelle nécessaire pour pouvoir s'occuper sans interruption d'objets rapprochés de ses yeux. Nous pourrons, selon l'individualité du malade, avoir affaire à la *copiopia retinalis* primaire où à la *copiopia muscularis*, qui s'y joint par suite de l'effet de la lumière et devient même parfois le fait principal.

Nous rencontrons ici de très-grandes différences, et chaque cas particulier demande à être examiné avec le plus grand soin, afin que le traitement ne manque pas de la précision nécessaire, et vienne plus qu'approximativement au-devant du double besoin du malade.

La pathogénie peut, dans un cas de *copiopia presbyopica*, également procéder des deux rétines en même temps; il y aura ainsi

a. *Copiopia presbyopica binocularis.*

Ou, si la source de la maladie se trouve dans l'un des deux yeux seulement (ce qui est ordinairement le cas), et si l'autre ne participe que secondairement à la presbyopie et à la fatigue, nous aurons

b. *Copiopia presbyopica monocularis.*

Thérapeutique de la copiopia presbyopica. — Plus un cas de *copiopia presbyopica* aura été consciencieusement étudié au moyen d'essais de lecture bien dirigés, et plus le choix des verres pourra être exempt de toute exagération et conforme au besoin des deux infirmités, solidaires l'une de l'autre. Tant que la faiblesse musculaire n'est qu'à son début, le secours optique pourra être restreint au seul changement de la qualité de lumière. Une petite lame de verre bleu plan rendra dans ce cas à la rétine, non-seulement le calme nécessaire, mais même la faculté d'accommodation pleine et entière ; un degré de convexité quelconque donné au verre bleu serait un moyen exagéré et par conséquent nuisible au malade, qui n'est encore presbyope qu'en apparence et serait probablement amené, de son propre mouvement, à rejeter ce verre convexe.

Par contre, l'appareil optique devra combiner la qualité avec la réfraction de la lumière (par un verre convexe), dans tous les cas où la faiblesse musculaire secondaire aura fait d'assez grands progrès pour prendre un caractère idiopathique. Mais cet appareil deviendra plus compliqué encore par la nuance ou lumière bleue plus foncée, qui devra être mise dans l'un des deux verres convexes toutes les fois que l'une des deux rétines donnera lieu à la copiopie et à la presbyopie binoculaires, et que la force de perception de l'une des deux rétines aura essentiellement baissé par rapport aux objets à distinguer, tandis que sa sensibilité par rapport à l'intensité de la lumière sera restée la même ou aura peut-être même augmenté.

Ces différences, qui découlent de la pathologie, feront comprendre les prescriptions suivantes concernant l'applica-

tion thérapeutique de la lumière, et dont je me suis servi
avec le plus complet succès pour combattre le *copiopia
presbyopica*.

1° Des lunettes planes

De la nuance n° IV

pour les deux yeux conviendront au malade dont les deux
rétines (examinées à l'ophthalmoscope et paraissant saines
ou affectées de légers défauts organiques) sont atteintes de
copiopie. Le malade souffrant de presbyopie secondaire est
forcé, en lisant, d'éloigner de plus en plus une feuille éclairée par la lumière blanche jusqu'à ce que, enfin, il ne puisse
plus distinguer les lettres. Le seul changement de la *qualité*
de lumière fera cesser l'éloignement forcé et exagéré de
l'imprimé, et rendra au malade la persistance perdue de la
force visuelle.

2° Des lunettes planes

De la nuance n° V

appliquées à l'œil gauche seul sont le remède de la copiopie
dont le siége est dans la rétine gauche, et qui devient le
point de départ d'un commencement de presbyopie et de
fatigue des deux yeux. Cette lumière, d'une intensité moindre
et d'une qualité plus vivifiante, relèvera les facultés visuelles
de l'œil gauche, à ce point que, malgré des altérations du
tissu de la rétine déjà assez avancées et malgré la nubécule
ou une première trace de cataracte, l'accommodation binoculaire pour les objets rapprochés se rétablira sans difficulté
et dans toute la plénitude de sa vigueur. Quand, dans ce cas
de *copiopia presbyopica monocularis*, on met à l'épreuve
l'œil couvert d'un verre bleu, on trouvera souvent que,

malgré ce secours, il est perdu sans remède quant à ses propres fonctions, et qu'il est incapable de lire ; nous ne nous proposons, au reste, que d'empêcher la rétine droite, encore saine ou libre d'altérations organiques, d'être entraînée par l'œil gauche dans l'infirmité de celui-ci. Or, on arrive à ce but d'une manière vraiment étonnante, même pour le malade ; car dès que, pour faire la contre-épreuve, on expose de nouveau l'œil gauche, incapable de lire, à la lumière blanche, ou qu'on met la lame de verre bleu devant l'œil droit (au lieu de l'œil gauche), le malade sentira la presbyopie binoculaire revenir sans retard et aboutir à la copiopie.

3° Des lunettes convexes

N° 60, de la nuance n° III

doivent être appliquées dans le cas où la *copiopia retinalis* des deux yeux, quoique l'ophthalmoscope indique leur état normal, se complique déjà de presbyopie idiopathique, parce que le malade avait manqué, depuis des années peut-être, des lunettes planes de la nuance n° III, qui auraient dû le protéger contre l'effet d'une lumière trop éclatante.

Des lunettes convexes

+ 40, de la nuance II, à droite,
+ 40, de la nuance VI, à gauche,

conviendront au malade dont l'œil droit est tout à fait sain, quant à sa constitution organique, mais dont la rétine gauche indique ou par des taches blanches une rétinite exsudative tout à fait développée, ou par des corps conglomérés noirs et en forme de grappes, le produit d'une thrombose vasculaire. Des rayons de lumière de nuances différentes ne pourront certainement pas guérir les rétines, mais rétablir l'équilibre dans les fonctions des yeux, et par cela même leur force durable pour le travail.

3° *Copiopia retino-muscularis myopica.*

Diagnostic. — Une autre classe de malades, formant le plus frappant contraste avec la précédente, lutte contre l'abandon du travail en approchant les yeux de plus en plus de l'objet visuel, jusqu'à ce que la trop petite distance lui impose enfin le repos.

Tant que ce rapprochement de l'objet visuel se fait au grand jour et d'une manière assez peu sensible pour qu'une heure de temps et plus se passe avant qu'il ne soit arrivé à son dernier terme, il échappera souvent à l'attention des malades et même de leur entourage; mais ce rapprochement caractéristique deviendra de plus en plus sensible par le progrès de la *copiopia myopica.*

En substituant l'*éclairage artificiel* à la lumière du jour, on reconnaîtra facilement même les malades qui sont dans la première période de cette *copiopia;* car ils ne résisteront que bien peu de temps à l'effet de la lumière chromatique.

On regarde généralement comme véritables myopes et victimes de leur propre faute, ces malades qui perdent progressivement l'étendue de la portée visuelle. « Il est de fait, dit-on, qu'ils voient à de grandes distances, ce n'est donc que par suite d'une mauvaise habitude qu'ils s'approchent de plus en plus des objets visuels; il faut les reprendre dès l'enfance et les guérir d'une mauvaise habitude par les moyens pédagogiques. »

L'art médical ne s'est pas trop préoccupé non plus de ces malades forcés malgré eux à simuler le caractère de la myopie; le diagnostic n'en a pas fait une classe particulière et distincte des autres malades affectés d'une accommodation défectueuse; la thérapeutique n'a nullement tenu compte, comme elle aurait dû le faire, de l'élément étiologique. La ténotomie a même empiété sur ce terrain sans trouver de contradicteur; on s'est proposé de remédier par ce moyen à la crampe musculaire, qu'on a supposé être la cause du besoin de ces malades de s'approcher de plus en plus de l'objet visuel (1).

La véritable cause en est que la rétine étant devenue incapable, après un certain temps, de bien distinguer les petits objets visuels éclairés par la lumière blanche, le malade, en s'en rapprochant, essaye d'arriver à un plus haut degré de clarté et à une plus vive excitation du sens visuel, afin de gagner un nouveau délai durant lequel la rétine pourra, grâce à l'angle optique plus ouvert, continuer à remplir ses fonctions.

Mais cette excitation plus vive ne cause pas moins pour cela le même préjudice; elle force le malade d'avoir toujours de nouveau recours au rapprochement jusqu'à ce que, enfin, l'œil ne puisse plus résister à la fatigue causée par un pareil expédient.

J'ai longtemps hésité à donner à ce genre de faiblesse le nom de *copiopia myopica*, parce qu'elle n'est à la rigueur qu'une pseudo-myopie. Mais ce terme fait particulièrement bien ressortir la différence qui existe entre ces malades et

______

(1) Opinion émise par Sichel sur l'origine de la fatigue des yeux et sur sa guérison par l'opération.

ceux précédemment décrits, auxquels la faiblesse rapidement croissante des muscles d'accommodation et la presbyopie imposent le repos. Ce qui recommande également ce terme, c'est qu'un assez grand nombre d'individus dont les yeux ont une disposition réellement myopique sont sujets à ce même genre de fatigue. La portée visuelle déjà peu satisfaisante de ces malades, d'une accommodation défectueuse, se rétrécit de plus en plus par la surexcitation presque inévitable que la lumière blanche exerce sur leurs rétines (*p.* 141 *et* 149); le traitement fait non-seulement au moyen de la réfraction de la lumière (par des verres concaves), mais aussi au moyen du changement de la qualité de lumière, est la seule médication qu'on puisse appliquer à la copiopie jointe à la disposition myopique.

Pour préciser le caractère de la *copiopia retino-muscularis myopica*, je ne puis pas me dispenser de répéter que ce ne sont pas toujours les deux rétines du malade de cette catégorie qui donnent lieu à la fatigue, et qu'il ne s'agit donc pas toujours de

a. Copiopia myopica binocularis,

mais que, dans la plupart des cas, il n'y a que l'une des deux rétines qui est la cause du mal ; c'est donc une

b. Copiopia myopica monocularis,

qui constitue l'état pathologique du malade. Ainsi, la fatigue se prépare dans l'une des deux rétines, que celle-ci soit frappée par une lumière irrégulièrement diffuse dont le moindre nuage dans la cornée, le plus léger trouble du cristallin, peut être la cause, ou que la rétine elle-même, atteinte de quelque défaut organique peu avancé, distingue assez bien encore pour un temps les objets éclairés par la lumière blanche, mais se ressent déjà de la nécessité d'en éviter le contact prolongé.

Traitement de la copiopia myopica. — Des essais de lecture (qu'on peut souvent accompagner utilement de l'exploration ophthalmoscopique) ayant démontré que l'un ou l'autre des faits étiologiques exposés plus haut est la cause de la vue courte et de la fatigue des yeux, un secours tout aussi simple que généralement applicable s'offre au malade qui aura souvent usé sans succès de tout autre remède.

1° Des lunettes planes

Des nuances n° II ou III

rétabliront l'étendue et la persistance de la force visuelle du malade, tant que la structure de ses yeux n'est pas défectueuse et qu'il ne souffre que d'une légère *copiopia myopica*, surtout en travaillant à l'éclairage artificiel.

2° Les malades qui, malgré la structure normale des yeux, sont affectés d'un degré de copiopie tel qu'ils sont forcés, au bout de quelques minutes, même en travaillant au grand jour, de s'approcher de l'objet de leur occupation jusqu'à quelques pouces de distance; ces malades-là, disons-nous, rétabliront par des lunettes planes

Des nuances IV, V ou VI,

l'étendue naturelle de la vue, et pourront immédiatement retourner à leurs travaux abandonnés depuis longtemps.

3° Des lunettes planes

De la nuance n° II, à droite,
De la nuance IV, V ou VI, à gauche, sont le plus sûr remède contre la *copiopia myopica monocularis sinistra*, quand cette infirmité a pris, malgré la structure normale des deux yeux, un développement rapide.

4° Des lunettes concaves

N° 40, de la nuance n° IV,

sont le remède par excellence pour le malade auquel un faible degré de myopie paraît devoir garantir la force visuelle la plus durable, mais qui en est privé néanmoins par la copiopie.

5° Des lunettes concaves

N° 15, de la nuance n° II, à gauche,
N° 15, de la nuance VI, à droite,

permettront au malade chez lequel la *copiopia myopica dextra* se joint à la myopie héréditaire, de reprendre immédiatement les occupations qu'il avait été forcé d'abandonner complétement, malgré un repos prolongé accordé à ses yeux.

4° Copiopia dolorosa.

Diagnostic. — Une quatrième classe de malades sujets à la fatigue des yeux ne semble presque plus faire partie du domaine pathologique du sens visuel; elle manque de la force nécessaire pour l'usage prolongé des yeux, sans qu'à l'égal des autres malades affectés de *copiopia* la perte de la précision visuelle y soit pour quelque chose. L'objet visuel se présente au contraire jusqu'au dernier moment avec toute la clarté désirable, et le besoin du repos s'impose néanmoins aux yeux. C'est que ce besoin n'a son siége ni dans la sphère sensuelle de l'œil où s'ébauche la forme de l'image, ni davantage dans celle de l'appareil moteur, destiné à donner à l'image plus ou moins éloignée la précision nécessaire, mais bien dans la sphère de la sensibilité nerveuse, laquelle intervient dans l'action optique sans modifier l'image elle-même, en faisant naître le besoin du repos. Des sensations désagréables, d'un caractère particulier, souvent difficiles à définir, et qui s'élèvent parfois au sentiment de vives douleurs, envahissent en partant de l'œil le système nerveux et forcent le malade à se reposer. Or, plus le système nerveux du malade est faible en général, et plus ses sensations ou ses douleurs sont irrésistibles.

Voilà pourquoi l'hystérie et l'hypochondrie sont un terrain si fécond pour la *copiopia dolorosa* ; on n'est pas très-éloigné de la vérité, en effet, en parlant d'une affection hystérique ou hypochondriaque des yeux ; mais on n'a pas pensé à apporter à cet état nerveux bien réel le soulagement ou le remède efficace en consacrant aussi à l'œil l'attention nécessaire.

En faisant la description de la *copiopia dolorosa*, je dois rappeler ce que j'ai dit dans le chapitre IX au sujet de la douleur aux yeux, de la faiblesse de l'une des deux rétines qui en est souvent la cause, de la sensation trompeuse de cette douleur se manifestant du côté sain et ayant souvent pour cause la difficulté de combinaison des deux images reçues par les deux yeux, et enfin ce que j'ai dit de l'effet exercé par la lumière bleue sur tous ces troubles visuels ; il s'ensuit qu'en tenant compte de l'origine de la maladie, nous n'aurons pas seulement affaire à la

Copiopia dolorosa binocularis,

mais bien plus souvent encore à la

Copiopia dolorosa monocularis.

Thérapeutique de la copiopia dolorosa. — L'interruption du travail et au besoin l'occlusion des yeux sont sans doute le moyen le plus naturel pour mettre fin à l'irritation, qui ne se produit ordinairement que dans la région de l'orbite ou du front, mais qui se répand souvent par la voie des nerfs de la sensation sur une grande partie' du corps, c'est-à-dire jusque dans la nuque et dans les bouts des doigts, dans l'estomac et le système ganglionnaire du bas-ventre, en provoquant des nausées et autres sensations dont l'ouvrage de Romberg sur les maladies nerveuses nous présente le tableau si animé.

Un lumière douce et discrète, combinée de nuances différentes et mise en contact avec les rétines, ramènera l'harmonie dans le sens visuel et sera le moyen positif pour calmer et guérir les irritations les plus variées et les plus extraordinaires, sans que les malades aient besoin de ménagements ni de repos ; car l'exercice, joint à un soulagement convenable, vaut mieux que le repos, aussi bien dans ce cas que dans tous ceux où l'on se propose de guérir des organes malades ; le retour au travail et à la distraction est au reste une des conditions les plus essentielles du rétablissement d'individus nerveux.

Il ne paraîtra donc plus irrationnel d'attribuer à la lumière bleue la faculté de dépasser les étroites limites de son action immédiate, et d'étendre son influence médiatrice sur les régions plus éloignées de la sphère des nerfs de sensation.

Des lunettes planes d'une nuance bien choisie rempliront ce but dans le cas de *copiopia dolorosa binocularis.*

Des lunettes concaves

— 60, de la nuance n° II, à droite,
— 60, de la nuance n° VIII, à gauche,

guérissaient les maux de tête violents d'une malade très-peu myope qui avait perdu depuis dix ans, par suite d'une forte ophthalmie interne, la force visuelle de l'œil gauche, au point de n'avoir plus par cet œil que la vague perception de la lumière du jour. La lumière bleue d'une nuance très-foncée, mise en contact avec un faible reste de sensibilité de la rétine, effectua ce qu'on n'avait pas pu obtenir, au moyen de l'obscurité la plus absolue dont on avait entouré l'œil malade.

CLINIQUE.

TRENTE-SIXIÈME CAS.

Copiopia retinalis de l'œil gauche et la même affection de l'œil droit produite par la perturbation de la combinaison binoculaire ; guérison des deux yeux par des nuances de lumière bleue convenablement assorties.

Mademoiselle Roestel, âgée de vingt-neuf ans, avait été forcée depuis un an à renoncer à toutes ses occupations habituelles ; au bout d'une heure de lecture, sa force visuelle se trouvait épuisée pour le reste de la journée. La malade se plaignait de papillotage devant l'œil gauche et d'une tache nuageuse se présentant de temps à autre dans le champ visuel ; elle était surtout obligée d'éviter la lumière trop éclatante du jour, ainsi que toute espèce d'éclairage artificiel dont l'influence ne manquait jamais de produire une irritation opiniâtre des yeux.

L'aggravation du mal ayant toujours lieu avant l'époque des menstrues, l'opinion parut justifiée que le mal était la suite d'une congestion ; l'examen ophthalmoscopique révéla, en effet, la pléthore des vaisseaux de la rétine. Tous les moyens de l'art les mieux appropriés à cette étiologie, entre autres la suppression de toute occupation, restaient néanmoins sans effet.

Le cas, envisagé sous mon point de vue thérapeutique, indiqua la faiblesse visuelle de la rétine gauche, accompagnée de photophobie relative, ainsi que le déclin de la rétine droite encore saine, causé par la perturbation de la combinaison binoculaire. Un essai de lecture auquel les yeux de la malade furent soumis, l'un après l'autre, ne tarda pas à prouver que celle-ci distinguait moins bien de l'œil gauche, et ne réussissait à voir de cet œil qu'à condition d'interruptions souvent répétées pendant l'épreuve.

Des lunettes planes

De la nuance n° IV, à droite,

De la nuance n° VI, à gauche,

permirent immédiatement à la malade de reprendre, sans le moindre ménagement, les travaux à l'aiguille les plus délicats ; elle pouvait assister sans inconvénient à des réunions brillamment éclairées, à celles du théâtre entre autres. Elle n'avait pourtant qu'à intervertir l'ordre des verres (en mettant le plus foncé devant l'œil le plus fort) pour faire reparaître au suprême degré tous les phénomènes de l'irritation des yeux. De simples verres plans de différentes nuances de lumière bien assorties ayant ainsi rétabli l'équilibre de la vision binoculaire, la malade commençait, au bout de quelques semaines de médication, à marcher vers la guérison radicale, au point qu'en lisant et en s'occupant d'ouvrages à

l'aiguille, elle pouvait de plus en plus longtemps se passer
de lunettes.

TRENTE-SEPTIÈME CAS.

Copiopia retinalis monocularis sinistra ; on vient au secours du malade avec
un verre plan de la nuance nº V appliqué à l'œil gauche.

Ch. Ideler, âgé de quatorze ans, s'était ressenti, dès sa
première jeunesse, d'une faiblesse de l'œil gauche ; ce n'était
cependant que depuis un an et demi qu'il avait éprouvé un
trouble général des fonctions visuelles.

En examinant l'œil malade, je trouvai qu'il ne distinguait
que jusqu'au nº 9 des épreuves d'impression de Buchler et
jusqu'au nº 11 de celles de Jaeger ; à peine une ligne par-
courue, la force visuelle de l'œil était épuisée. Examinés à
l'ophthalmoscope, les vaisseaux partant de la papille s'éle-
vaient en lignes légèrement arquées, disposition qui se présentait du reste aussi dans l'œil sain. Des lunettes planes

De la nuance nº V

appliquées aux deux yeux, permettaient en effet au jeune
malade de lire sans difficulté au grand jour ; mais lors de
l'éclairage artificiel du soir, l'œil gauche se refusait à toute
occupation quelconque et entraînait bien vite aussi l'œil droit
dans sa faiblesse, de façon que le malade avait dû renoncer
depuis un an et demi au travail du soir. Tout écart de ce
régime faisait naître un sentiment de pression et d'irritation
dans les yeux, suivi le lendemain matin d'une migraine
opiniâtre.

L'œil gauche était apparemment le point de départ du
trouble de la combinaison binoculaire, et par suite de la

fatigue des yeux, j'appliquai à l'œil gauche seul un verre plan de la nuance n° V, en laissant l'œil droit tout à fait libre. Le premier soir déjà après l'application, le malade pouvait lire pendant cinq heures sans que le moindre besoin de repos se fît sentir ; cet avantage disparaissait toutes les fois qu'il mettait, à titre d'essai, le verre en question devant l'œil droit.

Tous les rapports de mois en mois qui m'ont été faits sur l'état du malade ont confirmé ce résultat si favorable et si facilement obtenu, la guérison n'a même pas tardé à se faire. D'après les dernières nouvelles reçues du malade, l'œil, qui n'avait pu parcourir une seule ligne sans être complétement fatigué, s'était assez fortifié pour résister sans effort à une lecture de trois à quatre minutes.

TRENTE-HUITIÈME CAS.

Copiopia retinalis de l'œil droit. Échelle de l'efficacité des verres plans, à nuances bleues, comme moyen de rétablir la persistance de la force visuelle et l'étendue de la vision par rapport aux objets éloignés.

Le serrurier Scherny, à peine arrivé à l'âge moyen, avait commencé depuis cinq ans à se ressentir d'un affaissement notable de la force visuelle ; il ne pouvait plus s'éloigner au delà de 8 pouces de la pièce à laquelle il travaillait. L'excès du travail nocturne auquel il avait dû se livrer pendant quelque temps dans une fabrique d'armes à feu avait été la première cause de cette faiblesse visuelle.

Le malade ne s'était pas douté, jusqu'au jour de la consultation, que l'œil droit fût le siége de son infirmité. Un essai de lecture auquel ses yeux furent soumis, l'un après l'autre, fournit en effet la preuve que le malade pouvait lire de l'œil gauche à la distance normale et sans le moindre besoin de repos, tandis qu'il ne lisait de l'œil droit qu'à

5 pouces de distance et pendant 15 secondes seulement.

A l'aide d'un verre plan de la nuance n° III, il lisait

A 12 pouces de distance et pendant 2 minutes.

Avec un verre plan de la nuance n° IV

A 16 pouces de distance et pendant 6 minutes.

Avec un verre plan de la nuance n° V

A 22 pouces de distance et sans discontinuer.

Avec un verre plan de la nuance n° VI, il y eut diminution de la force visuelle de l'œil droit, aussi bien par rapport à la distance que par rapport au temps ; ce verre absorbait, au dire du malade, trop de lumière, au lieu de l'adoucir seulement, de façon qu'il était forcé de faire un effort pour bien voir.

En prenant ces données pour base, il s'agissait de soutenir l'œil droit affaibli, et de préserver l'œil gauche, bien conservé, du trouble de la combinaison visuelle.

Un verre plan de la nuance n° II, à gauche,
Un verre plan de la nuance n° V, à droite,

répondaient si complétement à ce double besoin, que le malade pouvait lire sans la moindre gêne et sans interruption, et retourner à tous les devoirs de sa profession.

TRENTE-NEUVIÈME CAS.

Copiopia retino-muscularis presbyopica de l'œil gauche. Des lunettes convexes n° 50, dont le verre gauche est plus foncé de deux nuances que le verre droit, remédient au mal.

Mlle Pfefferkorn avait souffert dès son enfance de faiblesse visuelle de l'œil gauche ; elle était incapable de lire de cet œil dans un livre imprimé avec des caractères de grandeur ordinaire ; elle pouvait en lire pourtant deux lignes à travers un verre convexe n° 50, de la nuance n° III ; avec un verre n° 50, de la nuance n° IV, elle lisait trois lignes ; avec un verre n° 50, de la nuance n° V, quatre lignes, sauf à se reposer longtemps après ce dernier effort. La malade n'aurait peut-être pas eu recours au médecin pour cette faiblesse déjà ancienne de son œil gauche, si l'autre œil n'avait pas commencé à en éprouver le contre-coup. Bien que la malade n'eût pas encore atteint l'âge de vingt-deux ans, son œil droit était déjà affecté de presbyopie par suite du trouble de la combinaison binoculaire, et à la fin, d'un degré de copiopie tel, qu'après avoir lu une seule page, la malade se sentait prise d'une sensation douloureuse dans l'œil gauche, suivie d'une fatigue irrésistible. Des verres convexes

N° 50, de la nuance n° II,

remédiaient en effet à la presbyopie, en permettant à la malade de distinguer d'une manière satisfaisante les objets rapprochés ; mais la sensation douloureuse de l'œil gauche et la fatigue n'en persistaient pas moins. Il n'y eut que la nuance plus foncée n° V, jointe au verre convexe du côté gauche, ou en d'autres termes, une lumière double convergeant au

centre et redressant le trouble de la combinaison binoculaire, qui rendit les objets rapprochés assez distinctement
visibles pour que la douleur de l'œil gauche disparût jusqu'à
la dernière trace, et qu'en même temps la faculté d'occupation incessante fût rétablie.

Des verres convexes, plus forts que ceux du n° 50, dépas-
saient le but par un grossissement trop considérable; deux
verres convexes de la même nuance n° V absorbaient trop de
lumière et entravaient ainsi la vision. L'interversion des
lunettes les plus efficaces de toutes, c'est-à-dire

Le verre $+$ 50 de la nuance n° II, mis à droite,
Le verre $+$ 50 de la nuance V, mis à gauche,

ne rappelait pas seulement les douleurs et la fatigue des yeux,
mais en augmentait l'intensité d'une manière frappante.

QUARANTIÈME CAS.

Copiopia retino-muscularis myopica sinistra. Un verre plan bleu de la nuance
n° IV, appliqué à l'œil gauche seul, rend aux deux yeux la persistance de
la force visuelle et la faculté de distinguer les objets éloignés.

Le tailleur Biermann, âgé de vingt-cinq ans, rendu après
quelques années de service militaire aux fonctions de sa profession, trouva que ses yeux, qui avaient été autrefois très-
bons, lui faisaient complétement défaut. En faisant lire le
malade pour me rendre compte de la nature de son état de
copiopie, je lui vis tenir d'abord le livre à 2 pieds de distance
de ses yeux, mais céder bientôt à un sentiment de pressio
dans l'œil gauche, auquel il n'échappait qu'en s'approchant
de minute en minute un peu plus du livre. Arrivé au bout
d'un quart d'heure à la distance de 8 pouces, il ne pouvait

plus lire du tout. En soumettant les yeux du malade séparément à un essai de lecture, je constatai qu'il ne lisait de l'œil
gauche, qui accusait le sentiment de pression, qu'à une distance moitié moindre que celle à laquelle il lisait de l'œil
droit; examiné à l'ophthalmoscope, l'œil gauche paraissait
parfaitement sain, mais plus sensible que l'autre à la lumière.
C'est donc à cet œil seul que le traitement par la lumière
devait être appliqué.

Pourvu de lunettes planes

De la nuance n° IV, à gauche,
De la nuance n° III, à droite,

le malade pouvait lire à 3 pieds au lieu de 2, et aucun des
autres symptômes, sentiment de pression dans l'œil gauche,
perte de l'étendue et fatigue des yeux, ne se présentait plus.
C'est donc au moyen d'une simple petite plaque de verre
bleu que le malade avait atteint ce but auquel il avait en
vain aspiré pendant une année entière en employant les médications de l'ancienne thérapeutique; au lieu d'être épuisé
par une première heure de travail, il pouvait, dès à présent,
remplir sans restriction, du matin au soir, les devoirs de sa
profession.

X

UN MOT SUR LES DERNIÈRES LIMITES DE LA THÉRAPEUTIQUE
AU MOYEN DE LA LUMIÈRE.

Le nombre tous les jours plus considérable d'heureuses expériences thérapeutiques que j'ai eu l'occasion de faire dans ces derniers temps, en recourant à l'action de la lumière bleue, m'a engagé à faire des recherches sur les dernières limites dans lesquelles un œil presque aveugle continuerait à exercer une fâcheuse influence sur l'autre œil encore sain, et jusqu'à quel point on pourrait dans ce cas tirer parti de nos moyens optiques. Je me propose de revenir un jour sur cette question, si difficile à résoudre à plus d'un égard, et que je ne ferai qu'effleurer aujourd'hui.

Qu'on ferme complétement à la lumière l'œil droit encore sain d'un individu dont l'œil gauche est presque aveugle ; qu'on soumette ce dernier œil seul aux expériences à faire, on lui trouvera souvent à peine encore un faible reste de sensibilité pour la lumière, tandis qu'il sera déjà complétement dépourvu de la faculté de distinguer la forme des objets. Le malade sera à peu près indifférent aux rayons solaires qu'on dirigera sur sa papille. Bien que les rayons lumineux puissent, en frappant la rétine, encore faire naître, conformément aux idées reçues, quelques faibles vibrations du nerf optique, ils ne parviendront plus qu'à peine à la perception, et se perdront sans effet dans le trajet qu'ils ont à faire jusqu'au centre, c'est-à-dire jusqu'au cerveau ; celui-ci ne sera pas excité non plus, pendant notre expérience, par l'action de l'œil droit, ce dernier restant fermé. On arrivera à un résultat tout différent en faisant agir l'œil sain et en observant les effets qui s'y produiront, quand on fera tantôt ouvrir, tantôt fermer l'œil malade. Le malade, en suivant avec attention l'expérience, se ressentira sans doute de l'effet central produit par le mouvement de l'œil presque aveugle, tantôt fermé, tantôt ouvert ; il distinguera avec plus de précision, en le fermant, les petits objets visuels ; mais il ne faut pas trop prolonger sans interruption cette expérience ; la perception, par elle-même très-délicate, s'userait bientôt par suite de trop fréquentes répétitions, ce qui ne doit pas nous étonner du reste. Ce fait confirme au contraire la sensation subjective du malade, et offre de l'analogie avec les enseignements que nous ont fournis nos essais, faits afin de reconnaître l'efficacité des nuances de la lumière bleue pour restituer à la vue la faculté de distinguer les objets éloignés (p. 146).

Les vibrations, partant de l'œil gauche et se propageant vers le centre, si faibles qu'elles soient, ne portent plus, tant que l'organe indifférent est couvert d'un verre bleu, le trouble dans les vibrations de l'œil sain ; le calme sensorial finit par faire disparaître la douleur et d'autres phénomènes de lumière et de couleur plus ou moins menaçants.

On ne saurait pas rigoureusement déterminer la limite entre les dernières traces de l'action sensoriale et entre l'inaction absolue ; mais près de cette limite se rencontrent bien des malades dont l'œil encore sain est aux prises avec l'autre, présumé amaurotique, et sera entraîné, faute de secours, dans l'infirmité de celui-ci ; les malades sont donc tout disposés dans ce cas à faire le sacrifice de l'organe nuisible. Or, le plus grand mérite de l'art, c'est de ne pas exiger de pareils sacrifices !

FIN.

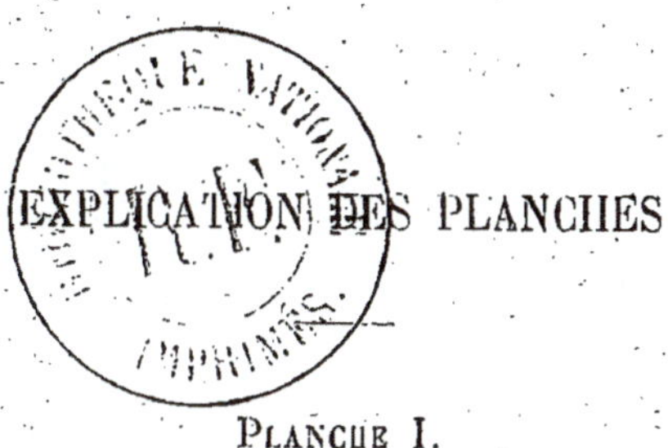

EXPLICATION DES PLANCHES

PLANCHE I.

Fig. 1. Spectre d'un faisceau de rayons solaires décomposé par le
prisme.

Fig. 2. Spectre solaire modifié par des bandes noires d'absorption,
les rayons solaires n'ayant été décomposés par le prisme qu'après
leur passage préalable à travers un verre bleu de cobalt.

Fig. 3. Spectre modifié par le passage préalable des rayons solaires
à travers une solution aqueuse de sulfate de cuivre ammoniacal.

Fig. 4. Spectre solaire approximativement réduit au bleu homogène,
les rayons solaires ayant traversé, avant de passer par le prisme,
une solution de *bleu de Prusse* dans de l'acide oxalique.

PLANCHE II.

La deuxième planche représente les six nuances bleues, obtenues au
moyen de solutions chimiques et par lesquelles on traite les yeux
faibles ou malades (p. 31).

Les lunettes dont les deux verres présentent des nuances différentes
servent à traiter les perturbations de la combinaison binoculaire.

Le verre le plus foncé se place devant l'œil le plus faible (p. 40).

Les lunettes sont montées de façon qu'on puisse, selon les cas particuliers, les renverser et appliquer à volonté le verre plus foncé à
l'œil droit ou gauche.

Paris. — Imprimerie de E. Martinet, rue Mignon, 2.

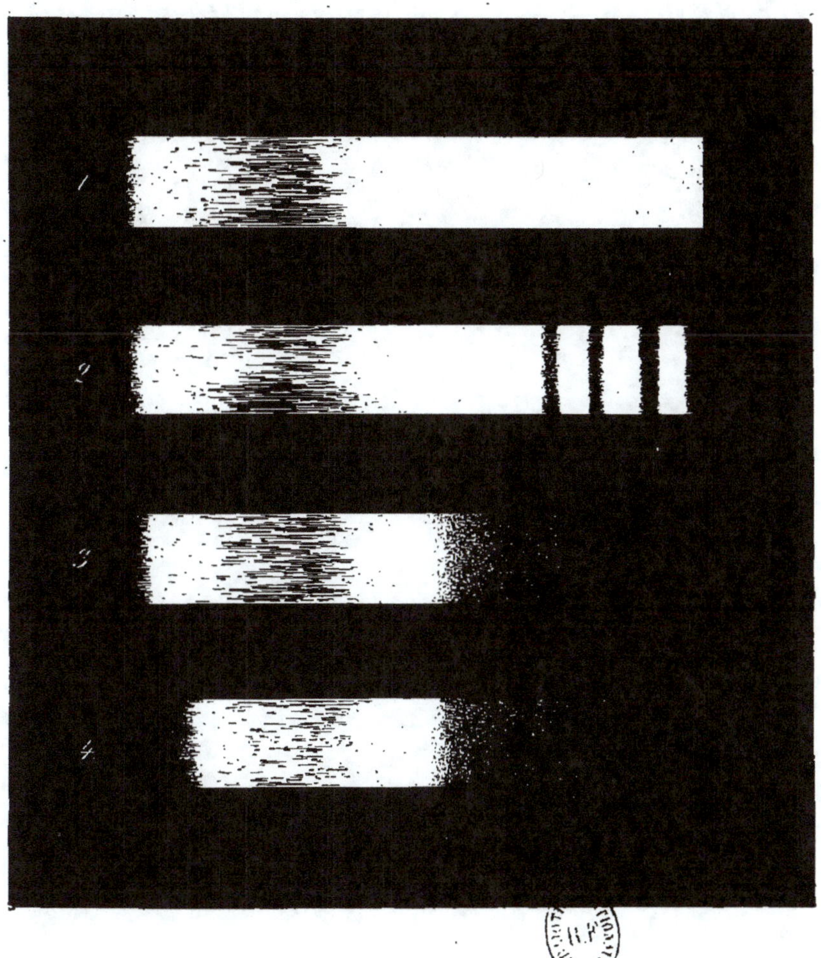

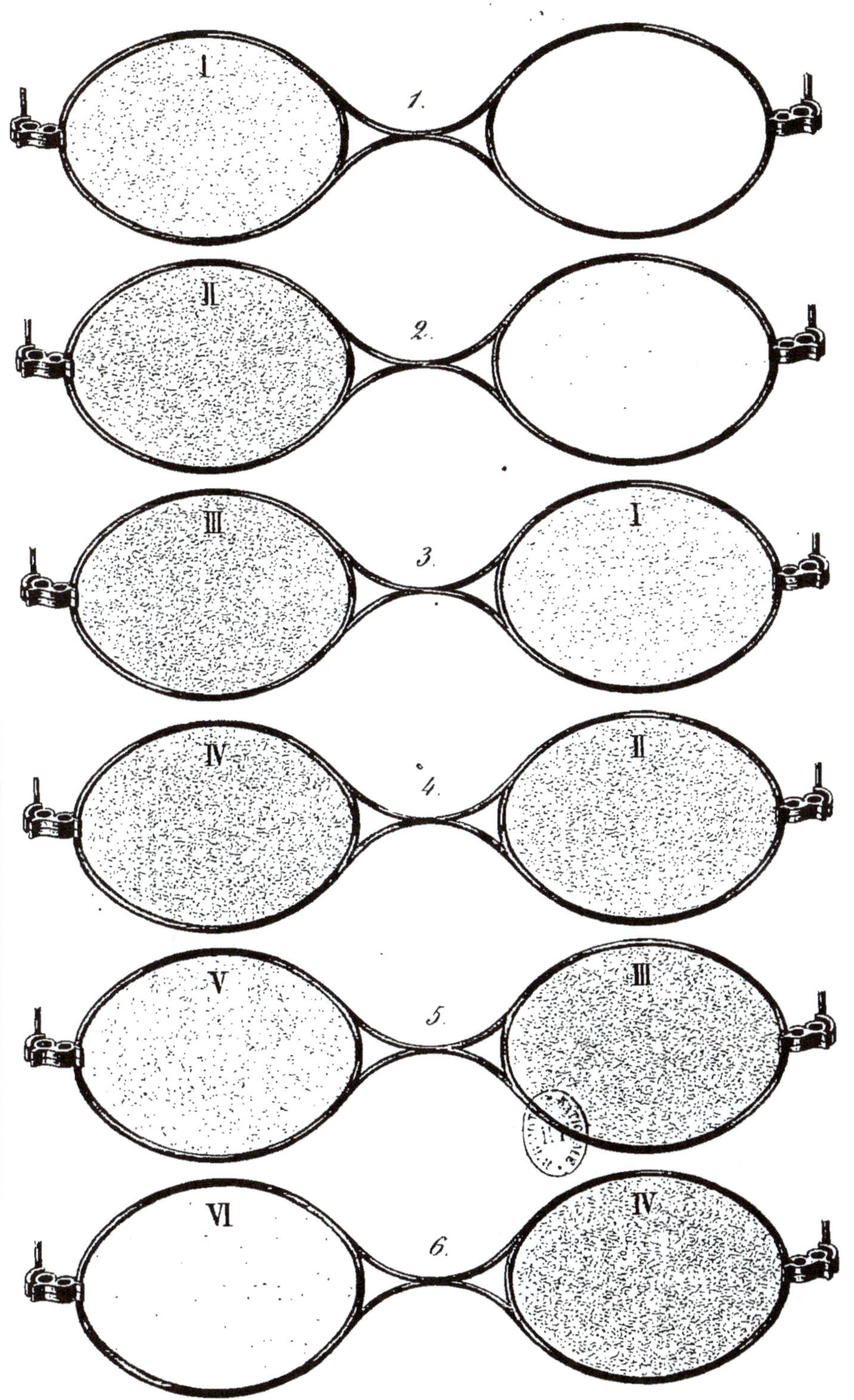

Farbendr. v. Winckelmann & Söhne (H. Porsch) in Berlin.

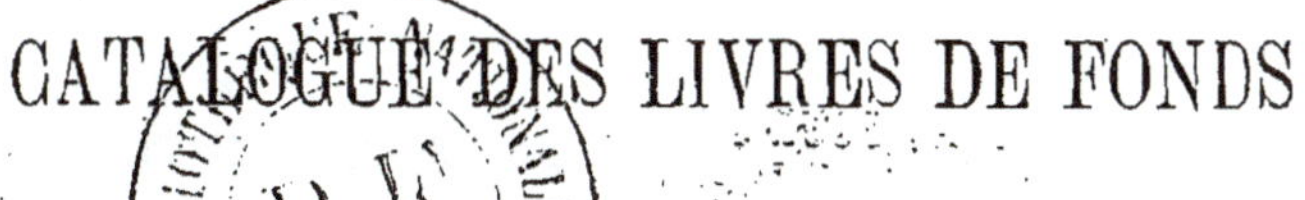

CATALOGUE DES LIVRES DE FONDS

DE LA LIBRAIRIE

ADRIEN DELAHAYE

LIBRAIRE-ÉDITEUR DE LA SOCIÉTÉ IMPÉRIALE DE BIOLOGIE

ANATOMIE, PHYSIOLOGIE, MÉDECINE
CHIRURGIE, ETC.

PARIS

PLACE DE L'ÉCOLE-DE-MÉDECINE

—

1870

CATALOGUE DES LIVRES DE FONDS
DE LA LIBRAIRIE
ADRIEN DELAHAYE

REVUE PHOTOGRAPHIQUE
DES HOPITAUX

Journal publié sous le patronage de l'administration de l'Assistance publique

PAR

A. DE MONTMÉJA ET BOURNEVILLE

La Revue photographique a pour objet de publier les cas les plus intéressants recueillis dans les hôpitaux de Paris.

Un mode d'illustration, tout à fait nouveau en médecine, nous permet de joindre à cette Revue des planches, dont la vérité est toujours supérieure à celle de tout autre genre d'iconographie.

La *Revue photographique* paraît du 1er au 5 de chaque mois, depuis janvier 1869. Chaque numéro se compose de 24 pages in-8 de texte avec figures dans le texte et de 3 planches photographiques.

L'année 1869, reliée en 1 vol. demi-chagrin non rogné et doré en tête.   25 fr.

CONDITIONS DE L'ABONNEMENT :

Six mois.   **Un an.**

FRANCE. 11 fr. — ÉTRANGER. 13 fr. | FRANCE. 20 fr. — ÉTRANGER. 25 fr.

Prix d'un numéro : 2 francs.

S'adresser, pour tout ce qui concerne l'administration, à M. Adrien DELAHAYE, libraire-éditeur, place de l'École-de-Médecine, à Paris; pour la rédaction, à M. A. DE MONTMÉJA, 40, quai Jemmapes, à Paris.

Agenda-Formulaire des médecins-praticiens, publié sous la direction de M. le Dr BOSSU, paraissant tous les ans, du 1er au 10 décembre. 1 vol. in-18 de 400 pages, broché .... 1 fr. 75
Reliures depuis 3 fr. jusqu'à 9 fr.

Agenda-memento du médecin pour 1870, par M. FERRAND, pharmacien. 1 vol. in-18 de 256 pages, cart...................... 1 fr. 50

Almanach général de médecine et de pharmacie, pour la France, l'Algérie et les colonies, publié par l'administration de l'*Union médicale*, paraissant tous les ans du 1er au 10 décembre. 1 vol. in-12 d'environ 600 pages...................... 4 fr.

Annuaire général des sciences médicales, par le Dr CAVASSE. 5 vol. (années 1857, 1858, 1859, 1860 et 1862). Prix de la collection...   10 fr.

ALLARD. **De la thérapeutique hydrominérale des maladies constitutionnelles, et en particulier des affections tégumentaires externes.** In-8 de 74 pages. Paris, 1860...   2 fr.

ALLARD. **Du traitement de la phthisie pulmonaire par les eaux d'Auvergne.** In-8 de 56 pages. Paris, 1863...   1 fr. 50

ALMAGRO. **Étude clinique et anatomo-pathologique sur la persistance du canal artériel.** Mémoire accompagné de 3 planches, dont une coloriée. Paris, 1862...   3 fr. 50

ALUISON. **Essai statistique sur la pathogénie de la folie.** Grand in-8 de 43 pages. Paris, 1866...   1 fr. 50

AMYOT, médecin-dentiste, etc. **Odontologie.** Hygiène de la bouche. In-12 de 44 pages. Paris, 1867...   1 fr.

ANCEL. **Des ongles au point de vue anatomique, physiologique et pathologique.** In-8 de 147 pages et 5 figures dans le texte. Paris, 1868...   3 fr.

ANGER (B.) ET WORTHINGTON. **Mélanomes.** In-8 de 46 pages et 3 planches. Paris, 1866...   1 fr. 50

ANNER. **Guide des mères et des nourrices,** ouvrage couronné par la Société protectrice de l'enfance de Paris, en séance publique du 23 janvier 1870. 1 vol. in-18...   2 fr.

ARTHUIS. **Traitement de la phthisie pulmonaire ou maladie de poitrine.** In-8 de 68 pages. 1869 ...   1 fr.

AUDHOUI. **Pathologie générale de l'empoisonnement par l'alcool.** In-8 de 131 pages. Paris, 1868...   2 fr.

AUBURTIN. **Recherches cliniques sur les maladies du cœur,** d'après les leçons de M. le professeur Bouillaud ; précédées de *Considérations de philosophie médicale sur le vitalisme, l'organicisme et la nomenclature médicale,* par le professeur BOUILLAUD. 1 vol. in-8 de 448 pages...   3 fr. 50

AUBURTIN. **Recherches cliniques sur le rhumatisme articulaire aigu.** 1 vol. in-8. Paris, 1860...   3 fr. 50

AUTELLET. **Les eaux thermales sulfureuses de Saint-Sauveur et de Montalade.** 1 vol. in-8. 1869...   3 fr.

AUZILHON. **Introduction à l'étude de l'ulcère simple.** In-8 de 134 p. avec une planche. 1869...   2 fr. 50

AZÉMA. **De l'ulcère de Mozambique,** suivi d'un rapport lu à la Société de chirurgie de Paris, par M. Aug. CULLERIER, chirurgien de l'hôpital du Midi. In-8 de 87 pages. Paris, 1863...   2 fr.

BASTARD. **Étude sur le traitement de la suette miliaire.** Avantage des bains tièdes. 1 vol. in-8 de 279 pages. Paris, 1867...   4 fr. 50

BAUCHET, chirurgien des hôpitaux de Paris. **Des lésions traumatiques de l'encéphale.** Paris, 1860. In-8 de 200 pages...   3 fr.

BAUCHET. **Du panaris et des inflammations de la main.** Paris, 1859. 1 vol. in-8, 2e édition, revue et augmentée...   3 fr. 50

BAUDOT (EDMOND). **Examen critique de l'incubation appliquée à la thérapeutique.** 1858. Grand in-8...   1 fr. 25

BAZIN, médecin de l'hôpital Saint-Louis, etc. **Leçons sur la scrofule**, considérée en elle-même et dans ses rapports avec la syphilis, la dartre et l'arthritis. 1 vol. in-8, 2ᵉ édition, revue et considérablement augmentée. Paris, 1861... 7 fr. 50

BAZIN. **Leçons théoriques et cliniques sur les affections cutanées parasitaires**, professées à l'hôpital Saint-Louis, rédigées et publiées par POUQUET, revues et approuvées par le professeur. 2ᵉ édition, revue et augmentée. 1 vol. in-8 orné de 5 planches sur acier. 1862............ 5 fr.

BAZIN. **Leçons théoriques et cliniques sur la syphilis et les syphilides**, professées à l'hôpital Saint-Louis par le Dʳ BAZIN, publiées par le Dʳ DUBUC, revues et approuvées par le professeur. 2ᵉ édition considérablement augmentée. 1866. 1 vol. in-8 accompagné de 4 magnifiques planches sur acier, figures coloriées............................... 10 fr.
Sépia... 8 fr.

BAZIN. **Leçons théoriques et cliniques sur les affections cutanées de nature arthritique et dartreuse**, considérées en elles-mêmes et dans leurs rapports avec les éruptions scrofuleuses, parasitaires et syphilitiques, professées à l'hôpital Saint-Louis par le docteur BAZIN, rédigées et publiées par le docteur Jules BESNIER, revues et approuvées par le professeur. 2ᵉ édition considérablement augmentée. 1868, 1 vol. in-8..... 7 fr.

BAZIN. **Leçons théoriques et cliniques sur les affections cutanées artificielles et sur la lèpre, les diathèses, le purpura, les difformités de la peau**, etc., professées à l'hôpital Saint-Louis par le docteur BAZIN, recueillies et publiées par le docteur GUÉRARD, revues et approuvées par le professeur. Paris, 1862. 1 vol. in-8..................... 6 fr.

BAZIN. **Leçons sur les affections génériques de la peau**, professées à l'hôpital Saint-Louis par le docteur BAZIN, recueillies et publiées par les docteurs BAUDOT et GUÉRARD, revues et approuvées par le professeur. Paris, 1862 et 1865. 2 vol. in-8................................. 11 fr.
Le tome II se vend séparément........................ 6 fr.

BAZIN. **Examen critique de la divergence des opinions actuelles en pathologie cutanée**, leçons professées à l'hôpital Saint-Louis par le docteur BAZIN, rédigées et publiées par le docteur LANGRONNE, revues et approuvées par le professeur. 1 vol. in-8. Paris, 1866......... 3 fr. 50

BECQUEREL. **De la métrite folliculeuse ou granuleuse hémorrhagique ou des fongosités utérines**, d'après les leçons professées à l'hôpital de la Pitié. In-8 de 15 pages. Paris, 1860............. 50 c.

BECQUEREL. **De l'empirisme en médecine.** Paris, 1844. 1 vol. in-8 de 82 pages.. 2 fr.

BECQUEREL. **Recherches sur la composition du sang dans l'état de santé et dans l'état de maladie**, par BECQUEREL et RODIER. Paris, 1843. In-8 de 128 pages.................................. 2 fr.

BECQUEREL. **Nouvelles recherches d'hématologie**, lues à l'Académie des sciences. Paris, 1852. In-8 de 54 pages............... 1 fr. 50

BECQUEREL. **De l'albuminurie et de la maladie de Bright.** Mémoire présenté à l'Académie impériale de médecine. Paris, 1856. In-8 de 44 pages... 1 fr.

BECQUEREL. **Des applications de l'électricité à la pathologie.** Leçons faites à l'hôpital de la Pitié. Paris, 1856. In-8 de 52 pages..... 1 fr. 50

BECQUEREL. **De l'état puerpéral;** résumé d'une série de leçons cliniques faites à l'hôpital de la Pitié. Paris, 1857. In-8 de 43 pages..... 1 fr. 25

BECQUEREL. **Analyse du lait des principaux types de vaches, chèvres, brebis, buflesses,** présentés au concours agricole universel de 1859. In-8 de 35 pages... 75 c.

BECQUEREL. **Recherches sur les causes de phlegmasies chroniques de l'utérus,** la nature de l'état général morbide qui les accompagne, et le traitement qui leur convient. Paris, 1859. In-8 de 36 pages...... 75 c.

BELLOC. **De l'ophthalmie glaucomateuse,** son origine et ses divers modes de traitement. In-8 de 138 pages. Paris, 1867............ 3 fr.

BENNI. **Recherches sur quelques points de la gangrène spontanée** (accidents inopexiques et endartérite hypertrophique). In-8 de 140 pages. Paris, 1867.................................... 2 fr. 50

BERGEON. **Des causes et du mécanisme du bruit de souffle.** In-8 de 103 pages et 40 figures. Paris, 1868....................... 3 fr.

BERGEON. **Théorie des bruits physiologiques de la respiration.** In-8 de 20 pages. 1869................................. 1 fr.

BERGEON. **Recherches sur la physiologie médicale de la respiration** à l'aide d'un nouvel appareil enregistreur, l'Anapnographe (Spiromètre écrivant). 1er fascicule : **Description de l'anapnographe, ses applications. Considérations générales sur les voies respiratoires; rôle de la glande lacrymale dans la respiration.** In-8 de 100 pages avec figures intercalées dans le texte........................... 3 fr.

BÉRENGER-FÉRAUD, médecin principal de la marine. **Des fractures en V** au point de vue de leur gravité et de leur traitement. In-8 de 50 pages, 1864.................................... 1 fr. 50

BÉRENGER-FÉRAUD. **Traité de l'immobilisation directe des fragments osseux dans les fractures.** 1 vol. in-8 de 744 pages avec 102 figures intercalées dans le texte. 1869........................ 10 fr.

BERNARD. **Étude sur la fièvre typhoïde.** In-8 de 95 pages. Paris, 1865.. 2 fr.

BERGERON (Georges). **Recherches sur la pneumonie des vieillards** (pneumonie lobaire aiguë). In-8 de 80 p. et 1 tableau. Paris, 1866. 2 fr. 50

BERNADET (Ch.). **Du catarrhe de la vessie chez les femmes réglées.** In-8 de 112 pages. Paris, 1865................... 2 fr. 25

BERRUT. **De la constriction permanente des mâchoires et des moyens d'y remédier.** In-8 de 59 pages. Paris, 1867....... 1 fr. 50

BERTIN, professeur agrégé à la Faculté de médecine de Montpellier. **De la Ménopause,** considérée principalement au point de vue de l'hygiène. In-8 de 179 pages. Paris, 1866............................... 3 fr.

BERTIN. **Étude pathogénique de la glucosurie.** In-8 de 90 pag. 2 fr.

BERTIN. **Étude pathogénique de la glucosurie,** embrassant l'histoire, les causes, la nature et le traitement de ce symptôme morbide. In-4 de 80 pages. Paris, 1866.................................. 2 fr.

BERTIN. **La tuberculose**, in-8, 1868...................... 1 fr.

BERTIN. **Étude clinique de l'emploi et des effets du bain d'air comprimé dans le traitement des maladies de poitrine**, etc., 2ᵉ édition. 1 vol. in-8 de 741 pages et 1 planche. 1868............... 7 fr. 50

BERTIN. **Étude critique de l'embolie dans les vaisseaux veineux et artériels.** 1 vol. in-8 de 492 pages. 1869.................. 8 fr.

BERTHOLLE. **Des corps étrangers dans les voies aériennes.** In-8 de 127 pages. Paris, 1866.................... 2 fr.
 Mémoire couronné par l'Académie impériale de médecine.

BESNIER (Jules). **Recherches sur la nosographie et le traitement du choléra épidémique**, considéré dans ses formes et ses accidents secondaires (épidémies de 1865 et 1866). In-8 de 192 pages, avec figures intercalées dans le texte. Paris, 1867.................... 3 fr. 50

BEYRAN. **De l'uréthrotomie dans le traitement des rétrécissements de l'urèthre**, indications et contre-indications. In-8 de 19 pages. 1865...................................... 75 c.
 Mémoire récompensé par l'Académie impériale de médecine.

BEYRAN. **Leçons sur les maladies des voies urinaires.** In-8 de 35 pages. Paris, 1866.................... 1 fr. 25

BEYRAN. **Diagnostic différentiel des affections du testicule**, leur symptomatologie et leur traitement. In-4. 1850.............. 1 fr. 25

BIDLOT. **Études sur les diverses espèces de phthisie pulmonaire et sur le traitement applicable à chacune d'elles.** 1 vol. in-8° de 253 pages. Paris, 1868.................... 4 fr.

BIVORT. **Observations et études sur les causes, la prophylaxie et le traitement de la fièvre typhoïde.** In-8. 1867............ 2 fr.

BLANC. **De l'action du soufre et des sulfureux dans le traitement de la syphilis.** In-8 de 47 pages. Paris, 1867.... ..... 1 fr. 50

BOIS. **Thérapeutique de la méthode des injections sous-cutanées.** Paris, 1864. In-8 de 32 pages...................... 1 fr.

BONNET. **La Truffe.** Étude sur les truffes comestibles au point de vue botanique, entomologique, forestier et commercial. Grand in-8 de 144 pages. 1869.................... 3 fr. 50

BONNIÈRE. **Essai théorique et pratique sur la blennorrhagie de nature rhumatismale.** In-8 de 48 pages. Paris, 1866...... 1 fr. 50

BOSSU (A.), médecin en chef de l'infirmerie Marie-Thérèse, etc. **Anthropologie**, ou étude des organes, fonctions, maladies de l'homme et de la femme, etc. 6ᵉ édition. 2 vol. et atlas. Avec figures noires...... 15 fr.
 Avec figures coloriées.................... 21 fr.

BOSSU. **Traité des plantes médicinales indigènes**, précédé d'un cours de botanique. 2ᵉ édition. 2 vol. in-8 et atlas. Paris, 1862. Avec figures noires.................... 13 fr.
 Avec figures coloriées.................... 22 fr.

BOTTENTUIT. **Des gastrites chroniques.** In-8 de 102 pages. 1869. 2 fr.

BOTTENTUIT. **Des diathèses chroniques et de leur traitement par les eaux de Plombières.** In-8, 1870.................... 2 fr.

BOUCHAUD, ancien interne de la Maternité de Paris. **De la mort par ina-
nition et études expérimentales sur la nutrition chez le nou-
veau-né.** In-8 de 128 pages et 4 tableaux. Paris, 1864...........   2 fr. 50

BOURDY. **Des tumeurs fibro-plastiques sous-cutanées des mem-
bres.** In-8. 1868..   1 fr. 50

BOURGOIN, agrégé à l'École de pharmacie de Paris. **Chimie organique
des alcalis organiques.** In-8 de 115 p. 1869................   3 fr.

BOURGOIN **Électrochimie. Nouvelles recherches électrolytiques.**
In-8. 1868...   1 fr. 50

BOURGOUGNON, préparateur de chimie aux Gobelins. **Notes pour servir à
l'étude de la coralline.** Brochure in-8 de 16 pages. 1870.....   75 c.

BOURNEVILLE et GUÉRARD. **De la sclérose en plaques disséminées.**
1 vol. in-8 de 240 pages avec 10 fig. et une planche coloriée. 1869.   4 fr.

BOURJEAURD (P.). **De la compression élastique et de son emploi
en médecine et en chirurgie.** Grand in-8. Paris, 1860.....   1 fr. 50

BOURREAU. **Choléra, mode de propagation et moyens préservatifs.**
In-8. 1868...   1 fr. 50

BOURROUSSE DE LAFFORE. **Des taches de la cornée,** et des moyens
de les faire disparaître. Grand in-8 de 36 pages. 1860.........   1 fr. 50

BOUSSEAU. **Des rétinites secondaires ou symptomatiques.** 1 vol. in-8
avec 4 planches en chromo-lithographie. 1868...................   5 fr.

BOYER (Jules). **Guérison de la phthisie pulmonaire,** et moyens de prévenir cette maladie à l'aide d'un traitement nouveau. 8ᵉ édition. Paris, 1869.
In-8 de 112 pages ....   1 fr. 50

BRAVAIS. **Du rôle de la choroïde dans la vision.** In-8 de 67 pages.
1869...   1 fr. 50

BRÉBANT. **Choléra épidémique,** considéré comme affection morbide per-
sonnelle, physiologie pathologique et thérapeutique rationnelle. 1 vol. in-8.
1868...   5 fr.

BRÉBANT. **Principe de physiologie pathologique appliquée.** In-8 de
114 pages. Paris, 1867..   2 fr.

BRICHETEAU. **De la saignée, effets physiologiques et indications
thérapeutiques.** In-8, 1868..   1 fr. 50

BROCA (Paul), professeur agrégé de la Faculté de médecine de Paris, chirurgien des hôpitaux, etc. **Études sur les animaux ressuscitants.** Paris,
1860. In-8 avec figures gravées.....................................   3 fr.

BRUC (De). **Formulaire médical des familles.** 1 vol. in-12 de 595 pages.
1869...   5 fr.

CABOT. **De la tarsalgie ou arthralgie tarsienne des adolescents.**
In-8 de 92 pages. Paris, 1866 ....   2 fr.

CAISSO (B.). **Recherches cliniques et anatomo-pathologiques sur la
fièvre typhoïde.** 1 vol. in-8 de 335 pages. Paris, 1864..........   5 fr.

CAISSO. **Des progrès que la thérapeutique doit à la physiologie
expérimentale.** In-8 de 100 pages. 1869...........................   2 fr.

CAIZERGUES. **Du névrome,** observations et réflexions. Paris, 1867. In-8 de 113 pages.... .... 2 fr. 5 0

CARBONELL. **De l'uréthrotomie externe.** Paris, 1866. In-8 de 52 pages.. .... 1 fr. 50

CARCASSONNE. **Un cas de hoquet grave.** 1868. .... 75 c.

CARESME. **Recherches cliniques relatives à l'influence de la grossesse sur la phthisie pulmonaire.** In-8 de 151 pages. Paris, 1866.
3 fr.

CARRE, lauréat de l'Académie impériale de médecine de Paris. **Recherches nouvelles sur l'ataxie locomotrice progressive** (myélophthisie ataxique), considérée surtout au point de vue de l'anatomie et de la physiologie pathologique. 1 vol. grand in-8 de 350 pages, accompagné de 3 planches lithographiées. Paris, 1865........................ 6 fr.

CARRIÈRE. **De la tumeur hydatique alvéolaire** (tumeur à échinocoques multiloculaire), in-8 de 190 pages, avec 1 planche en chromo-lithographie. Paris, 1868..................... 3 fr. 50

CASTAN. **Compte rendu des principales maladies** observées dans le service de la clinique médicale de Montpellier. Montpellier, 1867. In-8 de 94 pages........................... 2 fr.

CASTAN. **Utilité de la pathologie générale.** In-8............. 1 fr.

CASTELLANOS. **De l'hypertrophie du ventricule gauche.** In-8. 1868.
1 fr. 25

CASTIER. **Étude clinique sur le sarcocèle tuberculeux.** Paris, 1866. In-8 de 47 pages........................... 1 fr. 50

CAULET, médecin-inspecteur des eaux, etc. **Remarques sur l'action sédative immédiate des sources ferrugineuses de Forges-les-Eaux.** In-8. 1868............................ 1 fr.

CAULET. **Notice sur les sources ferrugineuses de l'établissement thermal de Forges-les-Eaux.** Paris, 1867. In-8 de 56 pages. 1 fr. 50

CAUVY. **Des fractures du crâne.** 1 vol. in-8 avec 3 planches photographiées. 1868........................... 5 fr.

CAYRADE. **Recherches critiques et expérimentales sur les mouvements réflexes.** 1 vol. in-8 de 185 pages. Paris, 1864.... 3 fr. 50

CAYRADE. **Études sur les poisons convulsivants de la picrotoxine.** 1866, in-8 de 31 pages.................... 1 fr.

CAYRADE. **La localisation des mouvements réflexes.** In-8 de 16 p. 1868............................ 50 c.

CAZENAVE DE LA ROCHE. **Dix-sept années de pratique aux Eaux-Bonnes.** Paris, 1867. 1 vol. in-8 de 230 pages .... 3 fr. 50

CAZENAVE (A.), ancien médecin de l'hôpital Saint-Louis. **Pathologie générale des maladies de la peau,** 1 vol. in-8. 1868........... 7 fr.

CAZENAVE (A.). **Compendium des maladies de la peau et de la syphilis.** Cet ouvrage sera publié par fascicules de 160 pages environ, qui paraîtront tous les deux mois ; les 1er et 2e sont en vente. Prix de chaque
3 fr.

CHABRAND, médecin de l'hôpital civil de Briançon, etc. **Du goître et du crétinisme endémiques et de leurs véritables causes.** Paris, 1864. In-8 de 92 pages... 2 fr.

CHALVET. Physiologie pathologique de l'inflammation. In-8 de 128 p. 1869.. 2 fr. 50

CHALVET. Note sur les altérations des humeurs par les matières dites extractives. In-8 de 34 pages. 1869.............. 1 fr. 50

CHANCEREL. Historique de la gymnastique médicale depuis son origine jusqu'à nos jours. In-8 de 70 pages. Paris, 1864............... 2 fr.

CHANTREUIL. Étude sur les déformations du bassin chez les cyphotiques au point de vue de l'accouchement. In-8 de 167 pages et figures dans le texte. 1869....................................... 3 fr.

CHARAZAC, docteur en médecine, etc. **La clef du diagnostic,** ou *vade mecum* de l'élève et du praticien. Séméiologie, description, traitement. 1866, 1 vol. in-12 de 470 pages... 5 fr.

CHARCOT, professeur agrégé à la Faculté de médecine de Paris, médecin de l'hospice de la Salpêtrière, etc. **Leçons cliniques sur les maladies des vieillards et les maladies chroniques,** recueillies et publiées par le docteur Ball, professeur agrégé à la Faculté de médecine de Paris, etc. 1868. 1 vol. in-8 avec figures intercalées dans le texte, et 3 planches en chromolithographie, avec un joli cartonnage en toile............... 6 fr. 50
2e série, publiée par le docteur Ch. Bouchard. Deux fascicules sont en vente. Prix du 1er fascicule... 1 fr.
Prix du 2e fascicule.. 2 fr.

CHARCOT. De la pneumonie chronique. In-8 de 67 pages et une planche gravée sur acier. Paris, 1860.................................. 2 fr.

CHARCOT. L'intoxication saturnine exerce-t-elle une influence sur le développement de la goutte ? Paris, 1863................. 50 c.

CHARCOT. Sur la claudication intermittente observée dans un cas d'oblitération complète de l'une des artères iliaques primitives. In-8, 1859.. 50 c.

CHARLE. Des ulcérations de la langue dans la coqueluche. In-8 de 34 pages. Paris, 1864... 1 fr.

CHARPENTIER. Des maladies du placenta et des membranes. In-8 de 168 pages. 1869... 3 fr. 50

CHÉDEVERGNE. De la fièvre typhoïde et de ses manifestations congestives, inflammatoires et hémorrhagiques vers les principaux appareils de l'économie (cerveau, moelle, poumons, etc.), stéatose du foie. 1 vol. in-8 de 238 pages. Paris, 1864.. 3 fr. 50

CHÉDEVERGNE. Du traitement des plaies chirurgicales et traumatiques par les pansements à l'alcool (eau-de-vie camphrée). In-8 de 39 pages. Paris, 1864... 1 fr. 25

CHÉRON. Observations et recherches sur la folie consécutive aux maladies aiguës. In-8 de 104 pages. 1866............................. 2 fr.

CHÉRON et MOREAU-WOLF. **Des services que peuvent rendre les courants continus constants dans l'inflammation,** l'engorgement et l'hypertrophie de la prostate, in-8 de 91 pages, 1870............ 1 fr.

CHEVALIER (Arthur). **L'étudiant micrographe.** Traité théorique et pratique du microscope et des préparations. Ouvrage orné de planches représentant 300 infusoires et de 200 figures dans le texte. 2e édition, augmentée des applications à l'étude de l'anatomie, de la botanique et de l'histologie, par MM. Alphonse de Brebisson, Henri van Heurck et G. Pouchet. 1 vol. in-8 de 563 pages. 1865 ....   7 fr. 50

CHEVALIER. **Manuel de l'étudiant oculiste,** traité de la construction et de l'application des lunettes pour les affections visuelles. 1 vol. in-18 jésus de 300 pages et 90 figures intercalées dans le texte. Paris, 1868.....   3 fr.

CHRISTOT. **Recherches anatomiques et physiologiques sur la moelle des os longs.** In-8 de 160 pages. Paris, 1865..........   3 fr.

CHOMEL. **Recherches sur les altérations des reins dans le rhumatisme aigu.** In-8, 1868.............................   1 fr. 50

CIAUDO. **De la pneumonie caséeuse.** In-8, 1868...........   1 fr. 50

CHOYAU. **Des bruits pleuraux et pulmonaires dus aux mouvements du cœur.** In-8 de 74 pages. 1869 ....   1 fr. 50

CLAPARÈDE. **Études sur les bains de mer,** conseils aux baigneurs. In-8. Paris, 1865..   1 fr. 50

COLOMBEL. **Recherches sur l'arthrite sèche.** Mémoire in-4 de 120 pages. Paris, 1862.......................................   2 fr.

COMBES (E). **De l'état actuel de la médecine et des médecins en France** avec un plan de réforme complète d'une situation qui blesse à la fois les intérêts de l'État, des médecins et des malades. 1 vol. in-12 de 464 pages. 1869.......................................   4 fr.

Comptes rendus des séances et Mémoires de la Société de Biologie. 1re série, tome III avec planches, fig. noires et coloriées. 15 fr.

—	— IV...................................	10 fr.
—	— V....................................	7 fr.
2e série.	5 vol. à................................	5 fr.
3e —	5 vol. à................................	5 fr.
4e —	tomes I à III..........................	5 fr.
4e —	tome IV...............................	7 fr.
4e —	tome V................................	7 fr.

NOTA. — Les 2e et 3e séries, et les t. Ier à III de la 4e série pris ensemble, 13 volumes avec planches noires et coloriées.................... 50 fr.

CONSTANS, inspecteur général du service des aliénés. **Relation sur une épidémie d'hystéro-démonopathie** en 1861. 2e édition, in-8 de 130 pages. Paris, 1863................................   2 fr.

CORNARO. **L'art de vivre longtemps et en bonne santé,** traduit de l'italien de L. Cornaro, sur l'édition de 1646, par le Dr J. Patezon, médecin inspecteur des eaux de Vittel. Paris, 1861, in-8 de 44 pages...... 1 fr.

COSTE. **Étude clinique sur le cancer de l'œil.** In-8 de 115 pages. Paris, 1866...   2 fr. 50

COSTE. Statistique et topographie médicales des campagnes. In-8 de 55 pages. 1869.. 1 fr. 50

COUDEREAU. Recherches chimiques et physiologiques sur l'alimentation des enfants. In-8 de 112 p. et 3 tableaux. 1869... 3 fr.

CULLERIER, chirurgien de l'hôpital du Midi, etc. **Des affections blennorrhagiques : Leçons cliniques** professées à l'hôpital du Midi, recueillies et publiées par le Dr Royet, suivies d'un Mémoire thérapeutique, revues et approuvées par le professeur. Paris, 1861. 1 vol. in-8 de 248 pages. 4 fr.

DACOROGNA. De l'influence des émanations volcaniques sur les êtres organisés particulièrement, étudiée à Santorin pendant l'éruption de 1866. In-8 de 159 pages. 1867.. 3 fr.

DANCEL (physiologie appliquée). **Les formes du corps humain corrigées,** et par suite les facultés intellectuelles perfectionnées par l'hygiène. In-8 de 115 pages. Paris, 1865.............................. 2 fr.

DANCEL. Hygiène. Nouveaux préceptes pour diminuer l'embonpoint sans altérer la santé, avec 3 photographies. 1867.................... 5 fr.

DANCEL. De l'influence des boissons et de l'alimentation aqueuse dans la production du lait. In-8 de 16 pages, 1866............ 50 c.

DANIS. Études sur la dysentérie au point de vue de l'étiologie, de la nature et du traitement, suivies de considérations générales sur toute une classe de maladies, les septicémies ou maladies par empoisonnement du sang. In-8 de 104 pages. Valenciennes, 1862............................ 2 fr.

DANIS (Léon). **D'un signe certain et immédiat de la mort réelle.** 1869.. 50 c.

DANTON (A.). **Essai sur les hémorrhagies intra-oculaires.** Grand in-8 de 82 pages. Paris, 1864.. 2 fr.

DARBEZ. Des lipomes et de la diathèse lipomateuse. In-4 de 56 p. 1869... 1 fr. 50
Avec 3 photographies.................................. 3 fr. 50

DAUDÉ. Traité de l'érysipèle épidémique. 1 vol. in-8 de 344 pages, 1867. *Ouvrage récompensé par l'Académie impér. de médecine.* 5 fr. 50

DAVREUX. Considérations cliniques sur le choléra, principalement au point de vue du pronostic et du traitement. In-8 de 81 pages, 1867. 2 fr.

DAVREUX. Essai d'interprétation de l'action évacuante du tartre stibié. 2e édition. In-8 de 98 pages. 1869.................... 2 fr.

DEBOUT, médecin inspecteur. **Des eaux minérales de Contrexéville** et de leur emploi dans le traitement de la goutte, la gravelle et le catarrhe vésical. in-8, 1870.. 2 fr.

DECLAT. Nouvelles applications de l'acide phénique en médecine et en chirurgie, aux affections occasionnées par les mycrophytes, les microzoaires, les virus, les ferments, etc. 1 vol. in-8, de 200 pages. Ouvrage orné de 6 photographies. Paris, 1865................................... 5 fr.

DECLAT. Observations sur la curation des maladies organiques de la langue, précédées de considérations sur les causes et le traitement des affections cancéreuses en général. 1 fort vol. in-8.............. 8 fr.

DECORI. **Relation de l'épidémie de choléra de 1865**, à l'hôpital Saint-Antoine. In-8 de 91 pages. Paris, 1866...................   2 fr.

DECORNIÈRE. **Essai sur l'endocardite puerpérale.** In-8 de 120 pages. 1869.................................   2 fr. 50

DEHOUX. **Du mouvement organique et de la synthèse animale.** Paris, 1861. In-8 de 132 pages.........................   2 fr. 50

DELEAU, médecin en chef à la Roquette. **Traité pratique sur les applications du perchlorure de fer en médecine.** 1 vol. in-8 de 272 pages. 1860 ....   4 fr.

DELFAU. **Déontologie médicale.** Devoirs et droits des médecins vis-à-vis de l'autorité, de leurs confrères et du public. Ouvrage couronné. 1 vol. in-12 de 316 pages. Paris, 1868. ....   4 fr.

DELMAS et SENTEX. **Recherches expérimentales sur l'absorption des liquides à la surface et dans la profondeur des voies respiratoires.** In-8 de 136 pages. 1869.....................   3 fr.

DELMONT. **Des varices des membres inférieurs.** In-8 de 73 pages. 1869....................................   1 fr. 75

DELSOL. **Du mal perforant du pied.** In-8 de 67 pages. 1864.   1 fr. 50

DELZENNE. **Des doctrines et des connaissances nouvelles en syphiliographie.** In-8 de 84 pages, 1867.....................   2 fr.

DENAMIEL. **Traité de la lithotibie, nouvelle méthode d'écrasement des calculs vésicaux.** 1 vol. in-8. 1868.............   3 fr.

DEPAUL, professeur de clinique d'accouchements à la Faculté de médecine de Paris, membre de l'Académie impériale de médecine. **Nouvelles recherches sur la véritable origine du virus vaccin.** In-8 de 47 pages. Paris, 1864.............................   1 fr. 25

DEPAUL. **De l'origine réelle du virus vaccin.** Réponse aux objections qui ont été faites à mes nouvelles recherches sur la véritable origine du virus vaccin. Paris, 1864. In-8 de 43 pages................   1 fr. 25

DEPAUL. **La syphilis vaccinale** devant l'Académie impériale de médecine. In-8 de 86 pages. Paris, 1865........................   2 fr.

DEPAUL. **De l'oblitération complète du col de l'utérus chez la femme enceinte,** et de l'opération qu'elle réclame. In-8 de 47 pages. Paris, 1860.....................................   1 fr. 25

DEPRAZ. **Hammam de Nice; bains turcs; turkish bath; gymnases des Grecs; thermes de Rome.** Guide du baigneur. 3e édition. In-12 de 32 pages. 1869 ....   60 c.

DESLÉONET. **Théorie générale des instruments à vent,** thèse présentée au concours pour l'agrégation (section des sciences physiques). In-8 de 80 pages. Paris, 1863.............................   1 fr. 50

DESNOS, médecin du bureau central des hôpitaux de Paris, etc. **De l'état fébrile.** In-8 de 112 pages. Paris, 1866......................   2 fr.

DESPONTS. **Traitement de l'héméralopie par l'huile de foie de morue à l'intérieur.** In-8 de 63 pages. Paris, 1863..........   1 fr. 50

DESPRÉS (A.), professeur agrégé de la Faculté de médecine de Paris, chirurgien des hôpitaux, etc. **Des tumeurs des muscles.** In-8 de 142 p.,
1866.. 3 fr. 50

DESPRÉS (A). **Traité du diagnostic des maladies chirurgicales** (Diagnostic des tumeurs). 1 vol. in-8 de 400 pages, avec figures dans le texte.
1868.. 6 fr.

DESPRÉS (A.). **Traité de l'érysipèle.** 1 vol. in-8 de 224 pages. Paris,
1862.. 3 fr. 50

DESPRÉS (A.). **De la hernie crurale.** In-8 de 138 pages. Paris, 1863. 3 fr.

DEVALZ, médecin consultant aux Eaux-Bonnes. **De l'action des Eaux-
Bonnes dans le traitement des affections de la gorge et de la
poitrine.** In-8 de 167 pages. Paris, 1865.................... 2 fr. 50

DODEUIL. **Recherches sur l'altération sénile de la prostate et sur
les valvules du col de la vessie.** In-8 de 108 p., Paris, 1866.. 2 fr. 50

DOLBEAU, professeur à la Faculté de médecine de Paris, chirurgien des hôpitaux, etc. **Traité pratique de la pierre dans la vessie.** 1 vol. in-8 de
424 pages, avec 14 figures dans le texte. Paris. 1864.......... 7 fr.

DOLBEAU. **De l'emphysème traumatique.** 1860. In-8.......... 2 fr.

DOLBEAU. **De l'épispadias,** ou fissure uréthrale supérieure et de son traitement. Paris, 1861. In-4 de 35 pages et 44 planches représentant douze
sujets.. 5 fr.

DOYÈRE. **Mémoire** sur la respiration et la chaleur humaine dans le choléra.
Grand in-8, 1863.. 3 fr.

DRASCH. **Maladies du foie et de la rate,** d'après les observations faites
dans les pays riverains du bas Danube. 1860. In-8 de 62 pages.. 1 fr. 50

DUBLANCHET. **Étude clinique sur les plaies du globe oculaire.** Grand
in-8 de 124 pages. Paris, 1866................................ 3 fr.

DUBREUIL. **Des indications que présentent les luxations de l'astra-
gale.** Mémoire in-4 de 41 pages et 1 planche, 1864............ 2 fr.

DUBREUIL. **De l'iridectomie.** In-8 de 89 pages. 1866.......... 2 fr.

DUBREUIL. **Catalogue des mollusques terrestres et fluviatiles de
l'Hérault.** In-8 de 108 pages. 1869.......................... 4 fr.

DUBREUIL (Georges). **Du ténia** au point de vue de ses causes et particulièrement de l'une d'elles, l'usage alimentaire de viande de bœuf crue. In-8 de
64 pages. 1869... 1 fr. 50

DUBUC (Alfred). **Des syphilides malignes précoces.** 1 vol. in-8 de 154
pages. Paris, 1864... 3 fr.

DUBUISSON. **Des effets de l'introduction dans l'économie des produits septiques et tuberculeux.** In-8 de 72 pages et une planche.
1869... 1 fr. 50

DUCELLIER. **Étude clinique sur la tumeur à échinocoques multilocu-
laires du foie et des poumons.** In-8 de 19 pages, avec 2 planches
chromolithographiées, 1868................................... 1 fr. 50

DUGUET. **De la hernie diaphragmatique congénitale.** In-8 de 100 pages, avec 2 planches. 1866................................... 3 fr.

DUMONT (de Monteux), ancien médecin de la maison centrale du mont Saint-Michel, etc. **Testament médical philosophique et littéraire**, ouvrage destiné non-seulement aux médecins et aux hommes de lettres, mais encore à toutes les personnes éclairées qui souffrent d'une manière occulte, publié par une commission composée de : MM. Davaine, président ; docteurs Blatin, Bourguignon, Cabanellas, Cerise, Foissac, Godin, avocat, baron Larrey, docteur Amédée Latour et docteur Moreau (de Tours). 1 beau vol. in-8 de 636 pages. Paris, 1865.. 8 fr.

DUMOULIN, médecin-inspecteur des eaux de Salins, etc. **De l'action reconstituante des eaux de Salins**. In-8 de 148 pages. Paris, 1865.   2 fr. 50

DUMOULIN. **Des conditions pathogéniques de la phthisie au point de vue de son traitement** par les eaux minérales. In-8 de 40 pages. Paris, 1865... 1 fr.

DUPASQUIER. **Le médecin, ou traité de l'organisation et de la conservation de l'homme**, résumant d'une manière complète et succincte l'anatomie, la physiologie, l'hygiène, la pathologie et la thérapeutique. 1 vol. in-12. 1866.. 3 fr.

DUPERRAY. **Étude sur la cirrhose du foie**. 1 vol. in-8. 1868.... 2 fr.

DUPOUY. **Étude sur l'action physiologique et thérapeutique** des bains de mer froids, in-8. Paris, 1868........................... 1 fr. 50

DUPUY (Paul). **Essai critique et théorique de philosophie médicale**. Paris, 1864. In-8 de 414 pages............................. 6 fr.

DUPUY (Paul). **Transformation des forces**, chaleur et mouvement musculaire, unité des phénomènes naturels. In-8 de 70 pages, 1867.... 2 fr.

DURAND. **Des anévrysmes du cerveau** considérés principalement dans leurs rapports avec l'hémorrhagie cérébrale, in-8 de 129 pages avec 4 figures intercalées dans le texte. Paris, 1868..................... 2 fr. 50

DURIAU, ancien chef de clinique de la Faculté de médecine de Paris. **Hygiène des bains de mer**, précédée de considérations sur les bains en général. In-8 de 40 pages. Paris, 1865............................. 1 fr. 25

DURIAU. **Parallèle du typhus et de la fièvre typhoïde**. 1855. In-8 de 55 pages... 1 fr. 25

DURIAU. **Étude clinique sur l'apoplexie de la moelle épinière et sur les paralysies des extrémités inférieures**. 1859. Grand in-8 de 24 pages.. 75 c.

DURIAU. **Étude clinique et médico-légale** sur l'empoisonnement par la strychnine. In-8 de 19 pages. Paris, 1862...................... 50 c.

DURIAU et Maximin LEGRAND **(de) a péliose rhumatismale**, ou Érythème noueux rhumatismal. 1858. In-8 .... 50 c.

DUKERLEY. **Notice sur les mesures de préservation prises à Batna** (Algérie) pendant le choléra de 1867 et sur leurs résultats. In-8 avec une carte gravée indicative du territoire préservé, 1868.......... 2 fr. 50

DUSART. **Recherches expérimentales sur le rôle physiologique et thérapeutique du phosphate de chaux**. 1 vol. in-12 de 158 pages. 1870.. 2 fr.

ESSARCO. **Faits et raisonnements établissant la véritable théorie des mouvements et des bruits du cœur.** In-4 de 66 pages. Paris, 1864... 2 fr.

ESTRADÈRE. **Du massage :** son historique, ses manipulations, ses effets physiologiques et thérapeutiques. 1 vol. grand in-8 de 168 pages. Paris, 1863... 3 fr. 50

FABRE, professeur suppléant à l'École de médecine de Marseille, etc. **La chlorose.** Leçons recueillies par M. Suzini, etc. In-8 de 91 pages, 1867.. 2 fr.

FABRE. **Des moyens de progrès en thérapeutique.** Paris, 1861. Grand in-8 de 306 pages.............................. 3 fr. 50

FABRICIUS. **Lettres d'un matérialiste** à Mgr Dupanloup. In-8... 60 c.

FABRICIUS. **Dieu, l'homme et ses fins dernières.** Études médico-psychologiques. 2ᵉ édition. In-8 de 100 pages. 1869............... 2 fr.

FAJOLE (De), médecin de l'Hôtel-Dieu de Saint-Geniez, etc. **La santé des femmes,** manuel d'hygiène et de médecine domestique, spécialement écrit pour les mères de famille et les personnes qui s'occupent de l'éducation des jeunes filles. 1 vol. in-12 de 426 pages. Paris, 1864........ ... 3 fr. 50

FAJOLE (DE). **De la migraine :** sa nature et son traitement. In-8. 1868. 2 fr.

FANO, professeur agrégé à la Faculté de médecine de Paris, etc. **Traité pratique des maladies des yeux,** contenant des résumés d'anatomie des divers organes de l'appareil de la vision. Illustré d'un grand nombre de figures intercalées dans le texte et de 20 dessins en chromolithographie. 1866. 2 vol. in-8.. 17 fr.

FANO. **Traité élémentaire de chirurgie.** 2 vol. in-8 avec figures dans le texte. Tome Iᵉʳ complet. 1 fort vol. in-8 avec figures dans le texte. 1869... 13 fr.
Le tome II, première partie. 1 vol. avec fig. 1870............... 6 fr.

FAURE. **Considérations pratiques sur l'anesthésie obstétricale.** In-8 de 62 pages. Paris, 1866.. 1 fr. 50

FERDUT. **De l'avortement au point de vue médical, obstétrical, médico-légal et théologique.** In-8 de 110 pages. Paris, 1865.   2 fr.

FERRY DE LA BELLONE (de). **Étude médico-légale sur la commotion du cerveau.** In-4 de 91 pages. Paris, 1864............. 2 fr.

FISCHER. **Des soins consécutifs à la trachéotomie.** Paris, 1863. In-8 de 40 pages.. 1 fr. 25

FISCHER et BRICHETEAU. **Traitement du croup,** ou angine laryngée diphthéritique. 2ᵉ édition, revue et augmentée. In-8 de 120 pages. Paris, 1863... 2 fr. 50

FOLLIN, professeur agrégé, chargé du cours de clinique des maladies des yeux à la Faculté de médecine de Paris, chirurgien de l'hôpital du Midi, etc. **Leçons sur les principales méthodes de l'exploration de l'œil malade,** et en particulier sur l'application de l'ophthalmoscope au diagnostic des maladies des yeux, rédigées et publiées par LOUIS THOMAS, interne des hôpitaux, revues et approuvées par le professeur. Paris, 1863.

1 vol. in-8 de 300 pages avec 70 figures dans le texte, et 2 planches en chromolithographie, dessinées par Lackerbauer................ 7 fr.

FONT-RÉAULX (de). **Localisation de la faculté spéciale du langage articulé.** In-4 de 106 pages. Paris, 1866...'............... 2 fr. 50

FORGET, professeur à la Faculté de médecine de Strasbourg, etc. **Mémoire sur la chorionitis,** ou la sclérostinose cutanée. In-8 de 22 pages. Paris, 1847..................................... 1 fr.

FORGET. **Fragment d'histoire contemporaine.** In-8 de 16 pages. Strasbourg, 1863..................................... 50 c.

FORGET. **De la péritonite** par perforation de l'appendice iléo-cæcal. Strasbourg, 1853. In-8 de 15 pages..................... 50 c.

FORGET. **Recherches cliniques sur l'emploi de la teinture de fleur de colchique** dans le rhumatisme articulaire simple ou goutteux et les névralgies. Paris, 1864. In-8 de 23 pages..................... 50 c.

FORGET. **Aperçu clinique sur la phthisie calculeuse primitive (non tuberculeuse).** Paris, 1854. In-8 de 12 pages............... 50 c.

FORGET. **De l'utilité des observations météorologiques.** Paris, 1854. In-8 de 19 pages..................................... 50 c.

FORGET. **De la statistique appliquée à la thérapeutique.** Strasbourg, 1854. In-8 de 28 pages............................ 50 c.

FORGET. **De la philosophie médicale devant l'Académie.** Strasbourg, 1855. In-8 de 20 pages.................................... 50 c.

FORGET. **Études cliniques sur les scrofules.** Stra-bourg, 1859. In-8 de 23 pages.. 50 c.

FORGET. **Recherches historiques et cliniques sur l'état du sang dans l'entérite folliculeuse** (fièvre typhoïde). Paris. In-8 de 28 p. 50 c.

FORT, docteur en médecine, ancien interne des hôpitaux de Paris, etc. **Traité élémentaire d'histologie.** Paris, 1863. In-8 de 336 pages... 5 fr. 50

FORT. **Anatomie descriptive et dissection,** contenant un précis d'embryologie, la structure microscopique des organes et celle des tissus. 2e édition très-augmentée. 3 vol. in-12 avec 662 figures intercalées dans le texte. 1868..................................... 25 fr.

FORT. **Anatomie et physiologie du poumon,** considéré comme organe de sécrétion. In-8 de 106 pages avec 40 figures intercalées dans le texte. 1867..................................... 2 fr. 50

FORT. **Manuel de pathologie et de clinique chirurgicales.** 1 vol. in-12 avec 135 figures intercalées dans le texte, cartonné en toile. 1869. 13 fr.

FORT. **Des difformités congénitales et acquises des doigts et des moyens d'y remédier.** 1 vol. in-8 de 246 pages avec 38 figures intercalées dans le texte. 1869..................................... 4 fr.

FORT. **Résumé d'anatomie,** 1 vol. in-32 de 520 pages avec 73 figures dans le texte, 1870..................................... 5 fr.

FOUCHER, professeur agrégé à la Faculté de médecine de Paris, chirurgien des hôpitaux, etc. **Traité du diagnostic des maladies chirurgicales** avec appendice et **Traité des tumeurs**, par A. DESPRÉS, professeur agrégé à la Faculté de médecine de Paris, chirurgien des hôpitaux. 1 vol. in-8 de 1162 pages et 57 figures intercalées dans le texte, avec un joli cart. en toile. 1866 à 1869 . . . . 18 fr.

FOURCY (Eugène de), ingénieur en chef du corps des mines. **Vade-mecum des herborisations parisiennes**, conduisant par la méthode dichotomique aux noms d'ordre, de genre et d'espèce de toutes les plantes spontanées ou cultivées en grand dans un rayon de 30 lieues autour de Paris. 2e édition. Paris, 1866. 1 vol. in-18 de 277 pages . . . . 4 fr. 50

FOURNIÉ (Édouard), médecin adjoint des sourds-muets. **Physiologie de la voix et de la parole.** 1 vol. in-8 de 816 pages avec figures dans le texte. Paris, 1866 . . . . 10 fr.

FOURNIÉ. **De la pénétration des corps pulvérulents gazeux, solides et liquides, dans les voies respiratoires**, au point de vue de l'hygiène et de la thérapeutique. In-8 de 75 pages. Paris, 1862 . . . . . 2 fr.

FOURNIÉ. **Physiologie et instruction du sourd-muet** d'après la physiologie des divers langages. 1 vol. in-18 de 228 pages. Paris, 1868. 2 fr. 50

FOURNIÉ. **Étude pratique sur le laryngoscope et sur l'application des remèdes topiques dans les voies respiratoires.** In-8 de 106 pages avec figures dans le texte. Paris, 1863 . . . . 2 fr. 50

FOURNIÉ. **Consultation médicale sur le choléra.** In-8. 1866 . . . . 1 fr.

FOURNIER (Alfred), professeur agrégé à la Faculté de médecine de Paris, médecin des hôpitaux. **De l'urémie.** In-8 de 148 pag. Paris, 1863. 2 fr. 50

FOURNIER (Alfred). **Recherches sur l'inoculation de la syphilis.** In-8 de 47 pages. Paris, 1865 . . . . 1 fr. 50

FOURNIER. **Fracastor, la syphilis (1530), le mal français.** Traduction et commentaires. 1 vol. in-18 de 196 pages. 1870 . . . . 2 fr. 50

FOURNIER. **Étude sur le chancre céphalique.** In-8 . . . . . 1 fr. 25

FOURNIER. **De la paralysie labio-glosso-laryngée.** In-8 . . . . . 1 fr.

FOURNIER. **Note pour servir à l'histoire du rhumatisme uréthral.** In-8 . . . . 1 fr.

FOURNIER. **De la syphilide gommeuse du voile du palais.** In-8°, 30 pages, 1868 . . . . 1 fr.

FOURNIER. **De la sciatique blennorrhagique.** In-8. 1868 . . . . 1 fr.

FRANÇAIS. **Du frisson dans l'état puerpéral**, in-8 de 196 pages avec 6 planches lithographiées. Paris, 1868 . . . . 3 fr.

FRARIER. **Étude sur le phlegmon des ligaments larges.** In-8 de 104 pages. 1866 . . . . 2 fr. 50

FREDET. **De l'emploi du chloroforme dans les accouchements simples, dans les opérations obstétricales, et dans l'éclampsie des femmes en couches.** In-8 de 146 pages. 1867 . . . . 2 fr. 50

FREDET. **Quelques considérations sur les fractures traumatiques du larynx.** In-8. 1868 . . . . 1 fr.

FRITZ. **Étude clinique sur divers symptômes spéciaux observés dans la fièvre typhoïde**. 1 vol. in-8 de 186 pages. Paris, 1864...... 3 fr.

FUSTER (J.), professeur de clinique médicale à la Faculté de Montpellier, etc. **Monographie clinique de l'affection catarrhale**. 2ᵉ édition. Paris, 1865. 1 vol. in-8 de 616 pages............................ 7 fr.

GALICIER. **Théorie de l'unité vitale**. Première partie : **Physiologie unitaire**. In-8 de 204 pages. 1869...................... 3 fr. 50
Deuxième partie : **Pathologie unitaire**. In-8 de 420 pages. 1869. 6 fr.

GARROD. **La Goutte**, sa nature, son traitement et **Le Rhumatisme goutteux**, ouvrage traduit par A. Ollivier, professeur agrégé à la Faculté de médecine de Paris, et annoté par J. M. Charcot, professeur agrégé à la Faculté de médecine de Paris, médecin de l'hospice de la Salpêtrière, etc. 1867. 1 vol. in-8 de 710 pages, avec 26 figures intercalées dans le texte, et 8 planches coloriées.............................. 12 fr.

Avec un joli cartonnage en toile........................... 13 fr.

GAUNEAU, médecin du bureau de bienfaisance du vᵉ arrondissement. **Éducation physique et morale des nouveau-nés**, et de la nécessité de l'allaitement pour la mère. Nouvelle édition. 1 vol. in-12. 1867.. 2 fr.

GAUNEAU. **De la mortalité des nouveau-nés et des moyens de la combattre**. In-12 de 50 pages. 1869...................... 1 fr.

GAUTIER. **Des matières albuminoïdes**. In-8 de 88 pages. Paris. 1865.. 1 fr. 50

GAY (Mᵐᵉ), ex-directrice de l'Institut de l'enfance. **Éducation rationnelle de la première enfance ; manuel à l'usage des jeunes mères**. 1 vol. in-32, 1868....................... 1 fr. 25

GAYRAUD. **Étude sur le prolapsus hypertrophique de la langue**. In-8 de 133 pages, avec une planche. Paris, 1866.......... 3 fr. 50

GAYRAUD. **Des perfectionnements récents de la synthèse chirurgicale**. 1 vol. in-8 de 147 pages. Montpellier et Paris, 1866..... 3 fr. 50

GENDRIN. **Mémoire sur le diagnostic des anévrysmes des grosses artères**. In-8 de 70 pages........................... 1 fr.

GENDRIN. **De l'influence des âges dans les maladies**. In-8 de 108 pages.. 1 fr.

GERME. **Qu'est-ce que l'albuminurie ?** ou de son analogie avec les sécrétions séreuses, séro-plastiques et les hémorrhagies qui se font soit à la surface, soit dans l'épaisseur. In-8 de 160 pages. Paris, 1864....... 3 fr.

GÉRY. **Caractères qui établissent la viabilité chez les nouveau-nés au point de vue de la médecine légale**. In-8 de 60 pages. 1869. 2 fr.

GIALUSSI (Aristide). **De la maladie en général**. In-8 de 90 pages. 1869... 2 fr.

GIMBERT. **Mémoire sur la structure et la texture des artères**. In-8 de 68 pages, avec 3 planches. Paris, 1866................. 3 fr.

GINGEOT. **Essai sur l'emploi thérapeutique de l'alcool chez les enfants**, et en général sur le rôle de cet agent dans le traitement des maladies aiguës fébriles. In-8 de 159 pages. 1867.................. 2 fr. 50

GIRALDÈS, chirurgien de l'hôpital des Enfants, etc. **Leçons cliniques sur les maladies chirurgicales des enfants,** recueillies et publiées par MM. Bourneville et Bourgeois, revues par le professeur. 1 fort vol. in-8 accompagné de figures dans le texte, cart. en toile. 1869 . . . . 14 fr.

GIRARD (de). **Recherches expérimentales sur le laurier-rose** au double point de vue chimique et physiologique. In-8. 1869 . . . . 2 fr.

GIRAUD. Un chapitre de la phthisie. Tuberculisation des organes génitaux de la femme, in-8 de 80 pages. Paris, 1868 . . . . 2 fr.

GOBERT. Du vrai et du faux somnambulisme et du magnétisme raisonné. In-8 de 32 pages . . . . 1 fr.

GODFRIN. De l'alcool; son action physiologique, ses applications thérapeutiques. In-8 de 90 pages. 1869 . . . . 2 fr.

GOOD. De la résection de l'articulation coxo-fémorale pour carie. In-8 de 115 pages avec 5 figures dans le texte. 1869 . . . . 2 fr. 50

GOSSE. Des taches au point de vue médico-légal. In-8 de 96 pages avec 3 planches. 1863 . . . . 3 fr.

GOSSELIN, professeur de clinique chirurgicale à la Faculté de médecine de Paris, etc. **Leçons sur les hernies,** professées à la Faculté de médecine de Paris, recueillies et publiées par le docteur Léon Labbé, professeur agrégé, chirurgien du Bureau central. 1 vol. in-8 de 500 pages, avec figures dans le texte. 1864 . . . . 7 fr.

GOSSELIN. Leçons sur les hémorrhoïdes. 1 vol. in-8. 1866 . . . . . . 3 fr.

GOUBERT. De la perceptivité normale et surtout anormale de l'œil pour les couleurs, spécialement de l'achromatopsie ou cécité des couleurs. In-8 de 164 pages. 1867 . . . . 3 fr. 50

GOUGUENHEIM. Des tumeurs anévrysmales des artères du cerveau. In-8 de 124 pages. Paris, 1866 . . . . 2 fr. 50

GRAVES. Leçons de clinique médicale, précédées d'une introduction de M. le professeur Trousseau, ouvrage traduit et annoté par le docteur Jaccoud, professeur agrégé à la Faculté de médecine de Paris, médecin des hôpitaux. Troisième édition, revue et corrigée. Paris, 1870. 2 forts vol. in-8. 20 fr.

 Nous extrayons de la préface de M. le professeur Trousseau les lignes suivantes :

 « Depuis bien des années, je parle de Graves dans mes leçons cliniques ; j'en recommande la lecture, je prie les élèves qui savent l'anglais de considérer cet ouvrage comme leur bréviaire ; je dis et je répète que, de toutes les œuvres pratiques publiées dans notre siècle, je n'en connais pas de plus utile, de plus intelligente, et j'ai toujours regretté que les leçons cliniques du grand praticien de Dublin n'eussent pas été traduites dans notre langue.

 » Professeur de clinique de la Faculté de médecine de Paris, j'ai sans cesse lu et relu l'œuvre de Graves ; je m'en suis inspiré dans mon enseignement ; j'ai essayé de l'imiter dans le livre que j'ai publié moi-même sur la clinique de l'Hôtel-Dieu ; et encore aujourd'hui, bien que je sache presque par cœur tout ce qu'a écrit le professeur de Dublin, je ne puis m'empêcher de relire constamment un livre qui ne quitte jamais mon bureau.

GRENIER. Étude médico-psychologique du libre arbitre humain. 3e édition, in-8 de 104 pages. Paris, 1868 . . . . 2 fr.

GRENIER. Du ramollissement sénile du cerveau, précédé d'une dédicace à Mgr Dupanloup, in-8 de 404 pages, 1868 . . . . 2 fr.

GRESSER. **De la curabilité constante de la suette dite miliaire, ainsi que des affections qu'elle complique.** 1 vol. in-8. 1867... 3 fr. 50

GRIESINGER, professeur de clinique médicale et de médecine mentale à l'Université de Berlin. **Des maladies mentales et de leur traitement.** Ouvrage traduit de l'allemand sous les yeux de l'auteur par le docteur Doumic, accompagné de notes par M. le docteur Baillarger, médecin de la Salpêtrière, membre de l'Académie de médecine. 1 vol. in-8. Paris, 1868. 9 fr.

GROS (Léon) et LANCEREAUX. **Des affections nerveuses syphilitiques.** Paris, 1861. 1 vol. in-8.................................... 7 fr.
Ouvrage couronné par l'Académie impériale de médecine.

GUBLER, professeur à la Faculté de médecine de Paris, médecin de l'hôpital Beaujon, etc. **Des épistaxis utérines simulant les règles** au début des pyrexies et des phlegmasies. Paris, 1863. In-8 de 49 pages... 1 fr. 50

GUBLER. **De la paralysie amyotrophique consécutive aux maladies aiguës.** Paris, 1861. In-8 de 56 pages.................... 1 fr. 50

GUENEAU DE MUSSY (Noël), médecin de l'hôpital de la Pitié, professeur agrégé à la Faculté de médecine de Paris, etc. **Causes et traitement de la tuberculisation pulmonaire**; leçons professées à l'Hôtel-Dieu en 1859, recueillies et publiées par le docteur Wieland, ancien interne des hôpitaux de Paris, revues par le professeur. Paris, 1860. In-8........ 3 fr.

GUENEAU DE MUSSY. **Deux leçons de pathologie générale.** Paris, 1863. In-8 de 38 pages............................... 1 fr.

GUÉNIOT, chirurgien du bureau central des Hôpitaux de Paris. **Des vomissements incoercibles pendant la grossesse.** In-8 de 127 pages. 1863.................................... 2 fr. 50

GUÉNIOT. **Parallèle entre la céphalotripsie et l'opération césarienne.** In-8 de 84 pages. 1866.......................... 2 fr.

GUÉNIOT. **Des grossesses compliquées et de leur traitement.** In-8. 1866.................................... 1 fr. 25

GUÉNIOT. **Des luxations coxo-fémorales soit congénitales, soit spontanées, au point de vue des accouchements.** In-8 de 150 p., avec 12 figures intercalées dans le texte. 1869................ 3 fr.

GUÉRIN (Alphonse), chirurgien de l'hôpital Saint-Louis, etc. **Leçons cliniques sur les maladies des organes génitaux externes de la femme.** Leçons professées à l'hôpital de Lourcine. 1 vol. in-8 de 530 pages. Paris, 1864.................................... 7 fr.

GUÉRIN (J.-T.). **Traitement de la surdité et des bruits dans les oreilles.** In-8 de 140 pages. 1869...................... 2 fr.

GUIBERT. **Histoire naturelle et médicale des nouveaux médicaments introduits dans la thérapeutique depuis 1830 jusqu'à nos jours.** 2e édition, revue et augmentée. 1 vol. in-8 de 700 pages. Bruxelles. 1865.................................... 10 fr.

GUINIER, professeur agrégé à la Faculté de médecine de Montpellier, etc. **Étude du gargarisme laryngien.** In-8, avec planches. 1868. 2 fr. 50

GUYOMAR. **Recherches physiologiques et philosophiques** sur le magnétisme, le somnambulisme et le spiritisme. In-8 de 40 p. Paris, 1865. 1 fr. 50

GUYON (F.), professeur agrégé à la Faculté de médecine de Paris, chirurgien des hôpitaux, etc. **Des vices de conformation de l'urèthre chez l'homme, des moyens d'y remédier.** 1 vol. grand in-8 de 174 pages, orné de 4 planches. Paris, 1863 . . . . 3 fr. 50

GUYON (F.). **Des tumeurs fibreuses de l'utérus.** 1860. In-8 de 139 pages et 1 planche . . . . 2 fr. 50

HALLÉ. **Des phlegmons périnéphrétiques.** 1 vol. in-8 de 152 pages. Paris, 1863 . . . . 2 fr. 50

HAMON. **Manuel du rétroceps (forceps asymétrique), description, manœuvre, mode d'emploi de cet instrument ; sa mise en œuvre pour effectuer l'accouchement physiologique artificiel.** 1 vol. in-8, figures. 1869 . . . . 2 fr. 50

HAMON. **Testament médical d'un médecin de campagne** ou Essai sur la médecine des expédients à l'usage des praticiens des petites localités. In-8. 1864 . . . . 3 fr.

HAMON. **De l'exercice de la médecine en province au XIXe siècle.** In-8. 1868 . . . . 2 fr.

HAMON. **Essai pratique sur la méthode des injections sous-cutanées.** In-8. 1869 . . . . 1 fr. 25

HARDY, professeur, chargé du cours de clinique des maladies de la peau à la Faculté de médecine de Paris, médecin de l'hôpital Saint-Louis, etc. **Leçons sur les maladies de la peau,** rédigées et publiées par MM. les docteurs Moysant, Garnier et Lefeuvre. 3 vol. in-8 réunis en 1 vol. cartonné à l'anglaise. Paris, 1864-1868 . . . . 12 fr. 50

On vend séparément :

HARDY. **Leçons sur les affections dartreuses.** 1 vol. in-8. 1868. 4 fr.

HARDY. **Leçons sur la scrofule et les scrofulides, sur la syphilis et les syphilides,** rédigées et publiées par le docteur Jules Lefeuvre, revues par le professeur. 1 vol. in-8. Paris, 1864 . . . . 4 fr.

HAYEM. **Études sur les diverses formes d'encéphalite.** Anatomie et physiologie pathologiques, in-8 de 201 pages avec 2 pl., 1868. 3 fr. 50

HAYEM. **Des bronchites.** Pathologie générale et classification. In-8 de 182 pages. 1869 . . . . 3 fr. 50

HENNEQUIN. **Du fongus bénin du testicule et de ses rapports avec la hernie du même organe.** In-8 de 66 pages. Paris, 1865 . . . . 2 fr.

HENNEQUIN. **Quelques considérations sur l'extension continue et des douleurs dans la coxalgie.** In-8 de 68 pages. 1869 . . . . 2 fr.

HENROT. **Des pseudo-étranglements que l'on peut rapporter à la paralysie de l'intestin.** In-8 de 115 pages. Paris, 1865 . . . . 2 fr. 50

HERVIEUX, médecin de la Maternité de Paris. **Ictère puerpéral.** In-8. 1867 . . . . 2 fr.

HERVIEUX. **Des péritonites puerpérales.** In-8, 1867 . . . . 1 fr. 50

HERVIEUX. **Traité clinique et pratique des maladies puerpérales et des suites de couches.** 1 fort vol. in-8 avec figures dans le texte. 1870 . . . . 15 fr.

HICGUET. De la méthode substitutive, ou de la cautérisation appliquée au traitement de l'uréthrite aiguë et chronique. Paris, 1862. 1 vol. in-8 .... 3 fr. 50

Histoire d'un atome de carbone depuis l'origine des temps jusqu'à ce jour. 1 vol. in-12 de 102 pages. Paris, 1864 .... 1 fr. 25

HORION. Des rétentions d'urine, ou Pathologie spéciale des organes urinaires au point de vue de la rétention. Paris, 1863. 1 vol. in-8. 6 fr.

HEULARD. Du service médical des pauvres, tant à la ville qu'à la campagne, et de la manière dont il devrait être établi pour répondre à la fois aux nécessités des malades indigents et aux exigences légitimes du médecin. In-8 de 96 pages. 1868 .... 2 fr.

HUGUET. Exposé de médecine homœodynamique basée sur la loi de similitude fonctionnelle et appliquée au traitement des affections aiguës et chroniques. 1 vol. in-18 de 159 pages. 1869. 2 fr.

IMBERT-GOURBEYRE, professeur de matière médicale à l'École de médecine de Clermont-Ferrand, etc. Étude sur quelques symptômes de l'arsenic et les eaux minérales arsénifères (pour servir en outre de démonstration aux doses infinitésimales). Grand in-8 de 108 p. Paris, 1863. 2 fr.

JACCOUD, professeur agrégé à la Faculté de médecine de Paris, médecin de l'hospice Saint-Antoine, etc. Étude de pathogénie et de sémiotique, les paraplégies et l'ataxie du mouvement, etc. 1 fort vol. in-8. Paris, 1864 .... 9 fr.

JACCOUD. De l'organisation des Facultés de médecine en Allemagne. Rapport présenté à Son Excellence le ministre de l'instruction publique le 6 octobre 1863. 1 vol. in-8 de 175 pages. Paris, 1864 ..... 3 fr. 50

JACCOUD. Leçons de clinique médicale, faites à l'hôpital de la Charité. 1 fort vol. in-8 de 878 pages, avec 29 figures et 11 planches en chromolithographie. 2e édition, avec un joli cartonnage en toile. 1869 ... 16 fr.

JACCOUD. Traité élémentaire de pathologie interne, 2 vol. in-8 avec figures dans le texte et planches en chromolithographie. Tome 1er, 1re partie. 1869 .... 6 fr.
2e partie, 1 vol. in-8, 1870 .... 6 fr.

JACQUEMET. De l'influence des découvertes les plus modernes dans les sciences physiques et chimiques sur les progrès de la chirurgie. In-8 de 221 pages. 1866 .... 3 fr.

JARJAVAY. Recherches anatomiques sur l'uréthre de l'homme. 1 vol. in-4 avec 7 planches lithographiées. 1856 .... 8 fr.

JAUMES. Du glaucome. 1 vol. in-8 de 264 pages. 1865 .. .... 4 fr.

JAUMES. Pathologie et thérapeutique de l'affection calculeuse, considérées dans leurs rapports avec les différents âges de la vie. 1 vol. in-8 de 148 pages. Montpellier et Paris, 1866 .. 3 fr. 50

JOBERT. Entretien sur le mal de mer, et de l'appréciation des divers moyens de traitement proposés contre cette affection. Brochure in-18 de 22 pages. Paris, 1862 .... 50 c.

JODIN. **De la nature et du traitement du croup et des angines couenneuses,** étude clinique et microscopique, etc. Paris, 1859. In-8 de 39 pages... 1 fr. 25

JOLICLÈRE. **De l'adénite syphilitique, du diagnostic et du traitement.** Brochure in-18, avec 1 planche coloriée. Paris, 1862... 1 fr. 50

JONES (W. H.). **Quelques considérations pratiques sur les cas de rétrécissement du bassin,** observés à la Clinique d'accouchements de Paris en 1857, 1858 et 1859. Paris, 1864. Gr. in-8 de 68 pages. 1 fr. 50

JORDAO. **Considérations sur un cas de diabète.** 1857. In-4 de 86 pages et 2 planches................................... 1 fr. 50

JOULIN. **Étude bibliographique sur les maladies des femmes.** In-8. 1861... 25 c.

JOULIN. **Syphiliographes et syphilis.** MM. Langlebert, Cullerier et Rollet. In-8. 1862.. 50 c.

JULLIARD. **Des ulcérations de la bouche et du pharynx dans la phthisie pulmonaire.** In-8 de 76 pages avec 2 planches. Paris, 1865. 3 fr.

KASTUS. **Essai sur l'étiologie et la pathogénie du rhumatisme articulaire aigu.** In-8. 1868.............................. 1 fr. 50

KUBORN, professeur d'hygiène industrielle et professionnelle à l'école industrielle de Seraing, etc. **Étude sur les maladies particulières aux ouvriers mineurs employés aux exploitations houillères en Belgique.** Paris, 1863. 1 vol. grand in-8 de 300 pages............ 6 fr.

LABALBARY. **Des kystes de l'ovaire, ou de l'hydrovarie et de l'ovariotomie,** d'après la méthode anglaise du docteur Baker Brown, chirurgien en chef de London Surgical Home, etc. In-8 de 82 p. Paris, 1862... 2 fr.

LABARTHE (Castarède). **Du chauffage et de la ventilation des habitations privées.** In-8 de 235 pages et 8 planches. 1869........ 4 fr.

LABBÉ (Léon), professeur agrégé à la Faculté de médecine de Paris, chirurgien des hôpitaux, etc. **De la coxalgie.** In-8 de 140 p. avec 3 planches. Paris, 1863.. 2 fr. 50

LABBÉE. **Recherches cliniques sur les modifications de la température et du pouls dans la fièvre typhoïde et la variole régulière.** In-8 de 88 pages, accompagné d'un grand nombre de tableaux dans le texte, de tracés sphygmographiques et de courbes thermiques. 1869... 3 fr.

LABORDE, ancien interne des hôpitaux de Paris, lauréat de la Faculté. **De la paralysie (dite essentielle) de l'enfance,** des déformations qui en sont la suite et des moyens d'y remédier. 1 vol. in-8 de 276 pages, accompagné de 2 planches dont une coloriée. Paris, 1864.................... 5 fr.

LABORDE. **Le ramollissement et la congestion du cerveau principalement considérés chez le vieillard.** Étude clinique et pathogénique. 1 vol. in-8 de 420 pages, avec planche coloriée contenant 6 figures. Paris, 1866 .... 6 fr.

LABORDE. **Physiologie pathologique de l'ictère.** In-8 de 96 pages. 1869... 2 fr.

LABORDETTE (de), chirurgien de l'hôpital civil de Lisieux. **Note sur le spéculum laryngien.** In-8 de 24 pages. Paris, 1866 . . . . 75 c.

LACROUSILLE (de). **De la péricardite hémorrhagique.** 1 vol. in-8 de 196 pages. Paris, 1865. . . . . 3 fr. 50

LADEVÈZE. **Quelques considérations sur la gangrène glycocémique.** In-8 de 94 pages. Paris, 1867 . . . . 2 fr.

LAFONT. **Étude sur le tremblement saturnin,** in-8 de 86 pages, 1869 . . . . 2 fr.

LALLEMENT (P.). **De l'élément nerveux du croup.** In-4 de 104 pages. Paris, 1864 . . . . 2 fr. 50

LANCEREAUX. **Des hémorrhagies méningées** considérées principalement dans leurs rapports avec les membranes de la dure-mère crânienne. In-8 de 74 pages. Paris, 1862 . . . . 2 fr.

LANCEREAUX. **Mémoire d'anatomie pathologique** sur les questions suivantes : 1° l'endocardite ulcéreuse ; 2° l'infection par produits septiques internes ; 3° l'altération des nerfs et des muscles dans la paralysie saturnine. Grand in-8 de 84 pages. Paris, 1863. . . . . 2 fr. 50

LANCEREAUX. **De la polyurie (diabète insipide).** In-8 de 92 pages. 1869 . . . . 2 fr.

LANDRIN. **Étude sur la vaccine et la vaccination.** In-8 de 91 pages. 1867 . . . . 2 fr.

LANGLEBERT (Edm.). **Nouvelle doctrine syphilographique. — Du chancre** produit par la contagion des accidents secondaires de la syphilis, suivi d'une nouvelle étude sur les moyens préservatifs des maladies vénériennes. 2ᵉ édition, revue et augmentée du rapport de M. CULLERIER à la Société de chirurgie. In-8. Paris, 1862 . . . . 2 fr. 50

LANGLEBERT. **Unicisme et dualisme chancreux.** In-8 de 32 pages. Paris, 1864 . . . . 75 c.

LANGLEBERT. **Aphorismes sur les maladies vénériennes,** suivis d'un Formulaire spécial. 1 joli vol. in-32. Paris, 1868 . . . . 2 fr.

LARROQUE (baron de), médecin par quartier de l'Empereur, etc. **Hydrologie médicale.** Salis de Béarn et ses eaux chlorurées sodiques (bromoiodurées). Paris, 1864. Grand in-8 de 76 pages . . . . 2 fr. 50

LARROQUE. **Étude théorique et clinique des eaux minérales** (chloro-bromo-iodurées) **de Salis de Béarn,** précédée de documents historiques, topographiques, géologiques et chimiques. In-8 de 144 pages. Paris, 1865 . . . . 3 fr.

LARROQUE. **Lettre médicale sur l'absorption plantaire et les bains entiers aux eaux de Salis de Béarn,** considérées comme complément de la cure des Eaux-Bonnes, et de quelques affections de poitrine en particulier. In-8 de 28 pages. 1867 . . . . 1 fr.

LASKOWSKI. **Étude sur l'hydropisie enkystée de l'ovaire et son traitement chirurgical.** In-8 de 111 pages. 1867 . . . . 2 fr. 50

LAUGIER, professeur de la Faculté de médecine de Paris, etc. **Des varices et de leur traitement.** In-8 de 119 pages. Paris, 1842 . . . . 1 fr. 50

LAURE. Étude sur la contracture intermittente des extrémités. In-8 de 68 pages. 1869... 1 fr. 50

LEBER et ROTTENSTEIN. Recherches sur la carie dentaire. 1 vol. in-8 de 130 pages et 2 planches lithographiées. Paris, 1868.......... 3 fr.

LEBON. De la mort apparente et des inhumations prématurées. 2e édition, précédée d'une introduction par le professeur Piorry. 1 vol. in-12. 1866.. 3 fr.

LEBRETON. Des différentes variétés de la paralysie hystérique, in-8 de 156 pages, 1868.. 2 fr. 50

LECOIN. Des fractures de la rotule et de leurs différents modes de traitement. In-8 de 104 pages et un tableau. 1869.......... 2 fr.

LEDENTU, prosecteur à la Faculté de médecine de Paris. Anatomie et physiologie des veines des membres inférieurs. In-8 avec 1 planche. Paris, 1868... 2 fr. 50

LEFEBVRE. Hygiène et thérapeutique de la sudation, au point de vue hygiénique et thérapeutique. 1 vol. in-8. 1868........ 3 fr.

LEFEUVRE. Études physiologiques et pathologiques sur les infarctus viscéraux. In-8 de 130 pages et 1 planche. 1867.... 2 fr. 50

LEFORT (C.), disciple d'Auguste Comte. La méthode de la science moderne est-elle réellement positive et définitive? Introduction à la construction du dogme positiviste par la découverte de l'origine organique de l'intelligence. In-8 de 92 pages. Paris, 1864................... 2 fr.

LEFORT (C.). Découverte de l'origine organique de l'intelligence et constitution par cette découverte d'un nouveau dogme scientifique. 2e fascicule. In-8 de 100 pages. Paris, 1864......................... 2 fr.

LEGROUX (A.). Essai sur la digitale et son mode d'action. In-8 de 84 pages. 1867.. 2 fr.

LEJEAL, chirurgien en chef de l'Hôtel-Dieu de Valenciennes, etc. Mélanges de chirurgie. 1 vol. in-8, 1868............................. 5 fr.

LELION. Étude physiologique et thérapeutique de la digitale. In-8 de 115 pages. 1867.. 2 fr. 50

LELONG. Étude sur l'artérite et la phlébite rhumatismales aiguës. In-8 de 148 pages. 1869...................................... 2 fr. 50

LEMATTRE Du mode d'action physiologique des alcoloïdes. In-8 de 27 pages. Paris, 1865.. 1 fr.

LEMPEREUR. Des altérations que subit le fœtus après sa mort dans le sein maternel. In-8 de 148 pages. 1867.................... 3 fr.

LEROY. Des concrétions bronchiques. In-8. 1868................ 2 fr.

Lettre d'un médecin de campagne à MM. les étudiants. In-8. 1868.
75 c.

LEVEN. Parallèle entre l'idiotie et le crétinisme. Paris, 1864. In-8 de 42 pages... 1 fr. 25

LEVEN. Nouvelles recherches sur la physiologie et la pathologie du cervelet. In-8 de 26 pages. Paris, 1865.................... 1 fr. 25

LEVEN. **Pathologie générale et classification des chorées.** In-8 de
62 pages. 1869 . . . . 2 fr.

LIÉGEOIS, professeur agrégé à la Faculté de médecine de Paris. **Anatomie et
physiologie des glandes vasculaires sanguines.** Paris, 1860.
Gr. in-8 avec 2 planches . . . . 3 fr. 50

LINÉ. **Études sur la narcéine et son emploi thérapeutique.** In-8 de
69 pages. Paris, 1865 . . . . 1 fr. 50

LISSONDE. **De la cantharidine.** Étude chimique et physiologique. In-8 de
55 pages. 1869 . . . . 1 fr. 50

LOEWENHARD. **Quelques recherches sur l'atrophie musculaire progressive avec la dégénérescence graisseuse.** In-4 de 52 pages.
1867 . . . . : 1 fr. 50

LOUBRIEU. **Études sur les causes de la surdi-mutité.** In-8, avec une
carte et une planche lithographiée. 1868 . . . . 1 fr. 50

LOUVET. **De la périostite phlegmoneuse diffuse.** In-8 de 68 pages,
1867 . . . . 2 fr.

LUTZ, professeur à l'École de pharmacie, pharmacien en chef de l'hôpital
Saint-Louis. **Du rôle de l'eau dans les phénomènes chimiques,**
1860. In-8 de 70 pages . . . . 2 fr.

MAISONNEUVE, chirurgien de l'Hôtel-Dieu de Paris. **Mémoire sur l'intoxication chirurgicale.** In-8. 1867 . . . . 1 fr. 50

MAISONNEUVE. **Méthode d'aspiration continue, et ses avantages
pour la cure des grandes amputations.** In-8 avec fig. 1869. 1 fr. 50

MAGNIN. **De quelques accidents de la lithiase biliaire, anomalies
de la colique hépatique, fièvre intermittente symptomatique,
angiocholite calculeuse, ictère chronique et ictère grave.** In-8
de 146 pages. 1869 . . . . 2 fr. 50

MAHAUX. **Recherches sur le trichophyton tonsurans et sur les
affections cutanées qu'il détermine : herpès circiné, herpès
tonsurant, sycosis.** In-8 de 84 pages et une planche. 1869 . . . . . 2 fr.

MAHOT. **Des battements du foie dans l'insuffisance tricuspide.**
In-8 de 145 pages avec figures intercalées dans le texte. 1869. 2 fr. 50

MAIGROT. **L'hydrothérapie expliquée et mise à la portée de tous.**
Guide des malades aux établissements hydrothérapiques. 1 vol. in-8 de
146 pages. 1869 . . . . 1 fr. 25

MALGAIGNE. **Leçons d'orthopédie,** professées à la Faculté de médecine de
Paris, recueillies par MM. Guyon et Panas, prosecteurs de la Faculté de
médecine de Paris, revues et approuvées par le professeur. 1 vol. in-8
accompagné de 5 planches dessinées par M. Léveillé. Paris, 1862. 6 fr. 50

MALGAIGNE. **Étude sur l'anatomie et la physiologie d'Homère.** Paris,
1842. In-8 de 30 pages . . . . 1 fr.

MARCHAND. **Du croton tiglium,** recherches botaniques et thérapeutiques.
Paris, 1861. In-4 de 94 pages et 2 planches . . . . 3 fr. 50

MARCOWITZ (A.). **Étude sur les différentes espèces d'épanchements
pleurétiques et sur leur traitement médical et chirurgical.** In-4
de 103 pages. Paris, 1864 . . . . 2 fr.

MAREY, professeur suppléant au Collége de France. **Physiologie médicale de la circulation du sang** : étude graphique des mouvements du cœur et du pouls artériel ; application aux maladies de l'appareil circulatoire. 1 vol. in-8, avec 235 figures intercalées dans le texte. Paris, 1863. 45 fr.

Ouvrage couronné par l'Académie des sciences.

MAREY. **Recherches sur la circulation du sang à l'état physiologique et dans les maladies.** In-4 de 119 pages. 1859...... 2 fr.

MARTIN. **Des fermentations et des ferments, dans leurs rapports avec la physiologie et la pathologie.** In-8 de 30 pages..... 1 fr.

MARTIN. **Des corps gras naturels et artificiels : Considérations chimiques, physiologiques et médicales.** In-8 de 216 pages. 1869.
4 fr.

MARTIN (Ferdinand), chirurgien-orthopédiste des maisons d'éducation de la Légion d'honneur, etc., et COLLINEAU, docteur en médecine de la Faculté de médecine de Paris, etc. **Traité de la coxalgie, de sa nature et de son traitement.** 1 vol. in-8 de 500 pages, accompagné de planches. Paris, 1865... 7 fr.

Ouvrage couronné par l'Académie des sciences.

MARTINEAU, docteur en médecine, ancien interne lauréat des hôpitaux de Paris (Médaille d'or). **Des endocardites.** 1 vol. in-8 de 160 pages et 1 planche. Paris, 1866................................. 3 fr. 50

MARTIN-LAUZER, chef de clinique honoraire de la Faculté de médecine de Paris. **Les eaux de Luxeuil. Bibliographie.** In-8 de 160 pages. 1866....................................... 3 fr.

MASSE, professeur agrégé à la Faculté de médecine de Montpellier. **De la cicatrisation dans les différents tissus.** In-4 de 76 pages et 1 planche coloriée. Montpellier et Paris, 1866............... 3 fr. 50

MASSE. **Des types de la circulation dans la série animale et aux divers âges de la vie embryonnaire.** In-4 de 98 p. 1866.... 2 fr.

MASSE. **Étude chirurgicale de l'étranglement.** In-8 de 93 pages. 1869... 2 fr. 50

MASSE. **Organes de l'audition et sens de l'ouïe.** In-8 de 124 pages. 1869.. 3 fr.

MASSOL (A.) **Nouvelle méthode de traitement à suivre après l'opération de la cataracte.** In-8 de 16 pages. Paris, 1864....... 75 c.

MATTEI. **Des ruptures dans le travail de l'accouchement et de leur traitement.** Paris, 1860. In-8 de 92 pages............... 2 fr. 50

MATTEI. **Clinique obstétricale,** ou Recueil d'observations et statistiques. Paris, 1862 et 1866. 5 vol. in-8 .... 20 fr.

MAUGENEST. **Étude critique sur la nature et le traitement de l'éclampsie puerpérale.** In-8 de 102 pages. Paris, 1867...... 2 fr. 50

MÉNÉCIER. **Notice sur la rage,** avec un projet nouveau de police sanitaire sur la rage canine. In-8 de 59 pages. Paris, 1864....... 1 fr. 50

MÉNÉCIER. **Enquête générale sur la rage.** Rapport à M. le maire de Marseille, sur les cas de rage canine, observés en 1866. In-8. 1865. 1 fr. 50

MÉNÉCIER. **Historique de l'épidémie de choléra à Marseille (1865).** In-8. 1866. . . . . 2 fr.

MERCIER (Aug.). **Quelques idées sur l'origine et le traitement de la goutte, de la gravelle, de la pierre et d'autres maladies dépendant de la diathèse urique.** In-8 de 56 pages. 1866. . . . . . 1 fr. 50

MILLET. **Étude statistique sur la maladie syphilitique, le chancre simple et la blennorrhagie.** 1 vol. in-8 de 76 pages. Paris, 1866. 2 fr.

MIRAMONT, médecin-inspecteur des bains d'Étretat, etc. **Étretat ; Vingt années d'expérience aux bains de mer. Guide médical et hygiénique aux bains de mer.** In-12. 1867. . . . . 1 fr.

MIREUR. **Essai sur l'hérédité de la syphilis.** Grand in-8 de 109 pages. 1867. . . . . 2 fr.

MOILIN. **Leçons de médecine physiologique.** 1 vol. in-8 de 296 pages. Paris. 1866. . . . . 3 fr. 50

MOILIN. **Médecine physiologique** ; Maladies des voies respiratoires, maladies des fosses nasales, de la gorge, du larynx et de la poitrine. 1 vol. in-8 de 307 pages. 1867. . . . . 4 fr.

MOITESSIER, professeur agrégé à la Faculté de médecine de Montpellier. **De l'urine.** Thèse de concours pour l'agrégation. 1856. In-4. . . . . . . 2 fr.

MOITESSIER. **Études chimiques des eaux minérales de Lamalou** (Hérault). Montpellier, 1861. In-8 de 130 pages et 2 planches. 3 fr. 50

MONTFORT. **Étude sur les déchirures de la vulve et du périnée pendant l'accouchement.** In-8 de 103 pages. 1869. . . . . 2 fr.

MONNERET. **Notes sur le choléra-morbus** observé à Constantinople en 1847 et 1848. In-8 de 16 pages. 1848. 25 c.

MONNERET. **De l'ictère hémorrhagique essentiel.** In-8 de 39 pages. 1859. . . . . 1 fr. 25

MONNERET. **Du cancer du foie.** In-8 de 33 pages. 1855. . . . . 1 fr.

MONNERET. **Des congestions dans les fièvres.** In-8 de 20 pages. 1860. . . . . 50 c.

MONNERET. **Lettre sur le choléra-morbus en Orient et dans le Nord de l'Europe.** In-8 de 31 pages. . . . . 50 c.

MONOD. **De l'encéphalopathie albuminurique aiguë** et des caractères qu'elle présente en particulier chez les enfants. In-8 de 170 pages. 1868.
2 fr. 50

MORAX. **Des affections couenneuses du larynx.** In-8 de 156 pages. Paris, 1864. . . . . 2 fr. 50

MORDRET. **Traité pratique des affections nerveuses et chloro-anémiques** considérées dans les rapports qu'elles ont entre elles. Paris, 1861. 1 vol. in-8 de 496 pages. . . . . 6 fr.

Ouvrage qui a obtenu un prix de l'Académie impériale de médecine.

MOREL-LAVALLÉE. **Rupture du péricarde ; bruits de roue hydraulique ou bruit de moulin.** Grand in-8 de 38 pages. 1864. . . . . 1 fr. 25

MORIN. **Des perforations intestinales dans le cours de la fièvre typhoïde.** In-8 de 78 pages. 1869 . . . . 1 fr. 50

MOUCHET. **Des affections secondaires du choléra observées dans l'épidémie de 1866.** In-8 de 75 pages. 1867 . . . . 2 fr.

MOUGEOT. **Recherches sur quelques troubles de nutrition consécutifs aux affections des nerfs.** Grand in-8 de 152 pages. 1867. 3 fr.

MOURA. **Traité pratique de laryngoscopie et de rhinoscopie,** suivi d'observations. Paris, 1864. 1 vol. in-8 de 200 pages, avec 21 figures dans le texte . . . . 4 fr.

MOURA. **L'acte de la déglutition, son mécanisme.** Grand in-8 de 60 pages, avec figures intercalées dans le texte et 2 pl. 1867 . . . . . . 3 fr.

MOURIER. **Des causes de la stérilité chez l'homme et chez la femme.** In-8 de 128 pages. Paris, 1866 . . . . 2 fr.

MOURIER. **Traitement méthodique, préservatif et curatif de la goutte (acquise ou héréditaire) du rhumatisme goutteux, etc.** 3e édit. In-8 de 36 pages. 1870 . . . . 1 fr.

MUGNIER. **De la folie consécutive aux maladies aiguës.** In-8 de 98 p. Paris, 1865 . . . . 2 fr.

NEGRONI. **Aperçu sur l'ovariotomie,** fondée sur 645 observations. In-8 de 34 pages et 6 tableaux . . . . 1 fr. 50

NÉLATON (Eugène), prosecteur de la Faculté de médecine de Paris. **Mémoire sur une nouvelle espèce de tumeurs bénignes des os, ou tumeurs à myéloplaxes.** 1 vol. grand in-8 de 376 pages et 3 planches coloriées. 1860 . . . . 6 fr. 50

NIEMEYER, professeur de pathologie et de clinique médicale à l'Université de Tübingen. **De la leucémie et de la mélanémie,** traduit de l'allemand par le docteur Kubonn, professeur d'hygiène spéciale à l'école industrielle de Seraing. Paris, 1862. In-8 de 53 pages . . . . 1 fr. 50

NODET (L.). **Études cliniques et expérimentales** sur les diverses espèces de chancres, et particulièrement sur le chancre mixte, précédées d'une lettre d'introduction par M. le docteur Rollet, chirurgien en chef de l'Antiquaille de Lyon. 2e édition. Paris, 1864. 1 vol. in-8 de 149 pages . . . 2 fr.

NODET. **De l'application de la méthode sous-capsulo-périostée à la résection tibio-tarsienne.** In-8 de 79 pages. 1869 . . . . 2 fr.

NONAT, médecin de la Charité, agrégé libre de la Faculté de Paris. **Traité pratique des maladies de l'utérus, de ses annexes et des organes génito-externes.** 2e édition, revue et augmentée, avec la collaboration du docteur LINAS. 1 fort vol. in-8 avec fig. dans le texte, 1870. 15 fr.

NONAT. **Traité des dyspepsies,** ou Étude pratique de ces affections, basée sur les données de la physiologie expérimentale et de l'observation clinique. 1 vol. in-8 de 230 pages. Paris, 1862 . . . . 3 fr. 50

NONAT. **Traité théorique et pratique de la chlorose avec une étude spéciale sur la chlorose des enfants.** In-8 de 211 pages. 1864.
3 fr. 50

NYSTROM. **Du pied et de la forme hygiénique des chaussures.** In-8 de 47 pages. 1870 .... 1 fr. 50

OBÉDÉNARE. **De la trachéotomie dans l'œdème de la glotte et de la laryngite nécrosique.** In-8 de 80 pages. 1866 .... 2 fr.

OLLIVIER, sous-bibliothécaire de la Faculté de médecine de Paris, etc. **Essai sur les albuminuries produites par l'élimination des substances toxiques.** Grand in-8 de 24 pages. Paris, 1863 .... 1 fr. 25

OLLIVIER. **Des atrophies musculaires.** In-8 de 192 p. 1869. 3 fr. 50

OLLIVIER et RANVIER. **Observations pour servir à l'histoire de la leucocythémie et à la pathogénie des hémorrhagies et des thromboses qui surviennent dans cette affection.** In-8 avec 1 planche. 1867 .... 75 c.

OLLIVIER et RANVIER. **Contributions à l'étude histologique des lésions qu'on rencontre dans l'arthropathie et l'encéphalopathie rhumatismales aiguës.** In-8 avec 1 planche. 1866 .... 50 c.

ORDENSTEIN. **Sur la paralysie agitante et la sclérose en plaques généralisée.** In-8 de 87 pages et 2 planches coloriées. Paris, 1868. Prix .... 2 fr. 50

ORDONEZ. **Étude sur le développement des tissus fibrillaire (dit conjonctif) et fibreux.** In-8 avec 2 planches. 1866 .... 1 fr. 25

PANAS, professeur agrégé à la Faculté de médecine de Paris, chirurgien des hôpitaux, etc. **Des cicatrices vicieuses et des moyens d'y remédier.** In-8 de 134 pages et 1 planche. Paris, 1863 .... 2 fr. 50

PARROT, professeur agrégé à la Faculté de médecine de Paris, médecin des hôpitaux. **Étude sur la sueur de sang et les hémorrhagies névropathiques.** In-8 de 69 pages. Paris, 1859 .... 1 fr. 50

PASCAL. **Enseignement et liberté.** In-8. 1868 .... 1 fr.

PÉAN, chirurgien des hôpitaux de Paris, etc. **L'ovariotomie peut-elle être faite à Paris avec des chances favorables de succès ? — Observations pour servir à la solution de cette question.** Grand in-8. 1867 .... 1 fr.

PÉAN. **De la scapulalgie et de la résection scapulo-humérale, envisagée au point de vue du traitement de la scapulalgie.** Paris, 1860. In-8 de 92 pages et 20 dessins intercalés dans le texte .... 3 fr. 50

PÉAN. **Splénotomie, observation d'ablation complète de la rate, pratiquée avec succès.** Grand in-8. 1868 .... 1 fr.

PÉCHOT, professeur de pathologie interne à l'École de médecine de Rennes, etc. **Principes de pathologie générale.** 1 volume in-12 de 424 pages. 1867 .... 4 fr.

PELVET. **Des anévrysmes du cœur.** In-8 de 172 pages, avec 2 planches. 1867 .... 3 fr. 50

PENILLEAU. **Étude sur le café au point de vue historique, physiologique et alimentaire.** Grand in-8 de 90 pages. Paris, 1864 .. 2 fr. 50

PÉNIÈRES. **Des résections du genou**. In-8 de 120 pages. 1869.   3 fr.

PERNOT. **Étude sur les accidents** produits par les piqûres anatomiques, in-8 de 105 pages, 1868 .... 2 fr.

PERIER, médecin inspecteur des eaux de Bourbon-l'Archambault. **Étude sur l'emploi des eaux minérales de Bourbon-l'Archambault dans les hémiplégies cérébrales**, suivie d'une appréciation des eaux de Niederbronn dans le traitement des calculs biliaires. In-8 de 50 pages. 1867 .... 1 fr. 25

PERRET. **Des tumeurs sanguines intra-pelviennes pendant la grossesse normale et l'accouchement**. Grand in-8 de 88 pages. Paris, 1864 .... 2 fr.

PETIT, médecin en chef de l'Asile des aliénés de Nantes. **Examen de la loi du 30 juin 1838 sur les aliénés**. In-8 de 68 pages. Paris, 1865. 2 fr.

PETIT. **Transmission de la syphilis par la vaccination**, des moyens pour l'éviter. In-8 de 105 pages. 1867 .... 2 fr.

PÉTREQUIN. **De l'emploi thérapeutique des lactates alcalins, dans les maladies fonctionnelles de l'appareil digestif**. 2ᵉ édition. In-8 de 24 pages. Paris, 1864 .... 75 c.

PHILIPPEAUX. **Étude pratique sur les frictions et le massage ou guide du médecin masseur**. 1 vol in-8 de 189 pages, 1870 ... 3 fr.

PHILIPPE (de Londres). **Des maladies des yeux et de leur traitement**, traduit de l'anglais. In-8. 1868. .... 1 fr.

PICARD. **Des inflexions de l'utérus à l'état de vacuité**. 1 vol. in-8º de 200 pages, avec figures dans le texte. Paris, 1862 .... 3 fr. 50

PIERRESON. **De la diplégie faciale**. In-8º de 62 pages. 1867.   1 fr. 50

PIORRY, professeur de clinique médicale à la Faculté de Paris, membre de l'Académie, etc. **La médecine du bon sens**. De l'emploi des petits moyens en médecine et en thérapeutique. 2ᵉ édition. 1 vol. in-12. Paris, 1867 .... 5 fr.

PIORRY. **Traité de plessimétrisme et d'organographisme**, anatomie des organes sains et malades, établie pendant la vie au moyen de la percussion médiate et du dessin à l'effet d'éclairer le diagnostic. 1866. 1 fort vol. in-8 avec 91 figures intercalées dans le texte............ 15 fr.

PIORRY. **Clinique médico-chirurgicale de la ville**. Résumé et exposition de la doctrine et de la nomenclature organo-pathologique ; observations et réflexions cliniques. 1 vol. in-8. 1869 .... 6 fr.

PIRÈS, ancien chef de clinique du docteur Wecker. **De l'opération de la cataracte par l'extraction linéaire scléroticale**. In-8 de 57 pages, avec 16 figures. 1867 .... 2 fr.

PITET. **Dissertation sur quelques points de philosophie médicale et thérapeutique à propos du choléra**. In-12. 1867 ...... 1 fr.

PITON. **Étude sur le rhumatisme**. In-8 de 220 pages. 1868.   3 fr. 50

PLAITE. **Nouveaux moyens de prophylaxie infaillible, très-simples et inoffensifs**, applicables chez la femme au moyen d'un nouvel instrument, contre les maladies vénériennes et contre la syphilis, et explication théorique des formes et des phénomènes de la syphilis par un seul virus, agissant comme les ferments. In-8 de 171 pages, avec une planche. Paris, 1865.. 2 fr. 50

PLANCHON. **Faits cliniques de laryngotomie.** In-8 de 116 pages avec 2 planches. 1869 .... 3 fr.

POMMEROL. **Recherches sur la synostose des os du crâne** considérée au point de vue normal et pathologique chez les différentes races humaines. In-8 de 116 pages avec 2 planches. 1869........... 2 fr. 50

POTAIN, médecin des hôpitaux de Paris, professeur agrégé de la Faculté de médecine. **Des lésions des ganglions lymphatiques viscéraux.** In-8. Paris, 1860.. 2 fr.

POUCHET. **Des colorations de l'épiderme.** In-4 de 52 pages. Paris, 1864.. 2 fr. 50

POULLET. **Recherches sur les caillots du cœur.** In-8 de 67 pages avec 1 planche. 1866.. 2 fr.

POULIOT. **Ponction vésicale hypogastrique; rapports de la paroi antérieure de la vessie.** In-8 de 128 pages. Paris, 1868... 2 fr. 50

POUQUET. **De la trachéotomie dans le cas de croup,** considérations pratiques. Mémoire in-8 de 88 pages. Paris, 1863............... 2 fr.

PRÉVOST et COTARD. **Études physiologiques et pathologiques sur le ramollissement cérébral.** 1 vol. grand in-8 avec 4 planches en chromolithographie. 1866 .... 5 fr.

PUISTIENNE. **Remarques et observations sur quelques tumeurs enkystées pelviennes ou abdominales chez la femme.** In-8 de 82 pages avec 3 planches. 1867.................................. 2 fr. 50

PUTEGNAT (E.). **Quelques mots sur les pneumonies suestiques.** In-8 de 10 pages. Paris, 1866.. 50 c.

PUTEGNAT. **Sur l'occlusion intestinale.** Grand in-8 de 43 pages. 1867.. 1 fr. 50

QUINTAA. **Mal vertébral de Pott, scoliose, nouveau traitement.** In-8 de 47 pages. 1869... 1 fr. 50

RAMON. **Instruction pratique sur les soins à donner aux personnes atteintes de choléra-morbus asiatique, épidémique ou sporadique,** avant l'arrivée du médecin. In-18 de 82 pages. 1867 .. . 75 c.

RANVIER. **Considérations sur le développement du tissu osseux et sur les lésions élémentaires du cartilage et des os.** In-8 de 72 pages et 1 planche. Paris, 1865..................... 2 fr.

RAYNAUD. **De l'ophthalmie diphthéritique.** Grand in-8 de 116 pages. 1866.. 2 fr. 50

Recueil de questions posées aux cinq examens de médecine. 10 vol. in-18. Paris, 1865-1869. Prix de chaque volume............. 1 fr. 50

Recueil de questions sur les accouchements. 2 vol.......... 3 fr.

REGNARD. **Nouvelles recherches sur la congestion cérébrale.** In-8 de 95 pages, 1868... .... 2 fr. 50

REGNAULD. **Mémoire sur une maladie particulière des genoux.** In-8 de 44 pages. 1861.. 1 fr.

REGNIER. **Maladies de croissance.** Grand in-8. Paris, 1860 ..... 2 fr.

RELIQUET. **De l'uréthrotomie interne.** In-8 de 134 pages. Paris, 1865.. 2 fr.

RELIQUET. **Irrigation continue de l'urèthre et de la vessie.** In-12 de 23 pages. Paris, 1866......... .... 50 c.

RELIQUET. **Traité des opérations des voies urinaires.** Opérations de l'urèthre. 1 vol. in-8 avec figures dans le texte. 1869............ 5 fr.
     2e partie : **Opérations de la vessie.** 1 vol. in-8 avec figures. 1870. 3 f.

RENOULT. **Du rôle du système vasculaire dans la nutrition en général, et dans celle du muscle et du cœur en particulier.** Grand in-8 de 148 pages. 1869 .... 3 fr.

REUILLET. **Étude sur les paralysies du membre supérieur liées aux fractures de l'humérus** suivie d'une observation de névroplasie traumatique généralisée avec lésions secondaires des articulations et des muscles. In-8 de 64 pages. 1869........................ 1 fr. 75

REVEIL, professeur agrégé à la Faculté de médecine et à l'École supérieure de pharmacie de Paris, etc. **Recherches de physiologie végétale. De l'action des poisons sur les plantes.** 1 vol. in-8 de 180 pages. Paris, 1865 .... 3 fr. 50

REVEIL. **Recherches sur l'osmose et sur l'absorption par le tégument externe chez l'homme, dans le bain.** 1 vol. in-8 de 82 pages. Paris, 1865.. 2 fr. 50

REVILLIOD. **De l'action de quelques maladies aiguës sur la tuberculisation.** In-8 de 88 pages. Paris, 1865.................. 2 fr.

RIANT. **Difficultés du diagnostic médical.** In-8 de 85 pages. Paris, 1866... 2 fr.

RICORD, chirurgien de l'hôpital du Midi, membre de l'Académie de médecine, etc. **Leçons sur le chancre,** professées à l'hôpital du Midi, recueillies et publiées par le docteur A. FOURNIER, suivies de notes et pièces justificatives et d'un formulaire spécial. 2e édition, revue et augmentée. Paris, 1860. 1 vol. in-8 de 549 pages....................... 7 fr.

RICHE (F.). **De l'organicisme.** In-8 de 48 pages. 1869.......... 1 fr.

ROBERT, médecin de l'Hospice-Asile des vieillards, etc. **Conseil d'hygiène et de médecine usuelle.** 1 vol. in-18 de 216 pages. Paris, 1864.
                                               1 fr. 25

ROBERTET. **Essai sur l'encéphalite.** In-8 de 50 pages. Paris, 1865.
                                               1 fr. 50

ROBIN (Ch.). **Les théories des mouvements du cœur,** suivi d'un Mémoire sur les capacités des oreillettes et des ventricules, par le docteur HIFFELSHEIM. In-8 de 36 pages. Paris, 1864.................. 1 fr.

ROBIN (Édouard), professeur de chimie etd'histoire naturelle. **Travaux de réforme** dans les sciences médicales et naturelles. 1 vol. in-8 de 136 p. Paris, 1870.. 2 fr. 50

ROBIN-MASSÉ. **Des polypes naso-pharyngiens** au point de vue de leur traitement. Grand in-8 de 92 pages et 6 planches. Paris, 1864... 3 fr.

ROCHARD, médecin adjoint de la prison des Madelonnettes, etc. **Traité des maladies de la peau.** Paris, 1863. 1 vol. in-8............... 6 fr.

RODET. **De la trichine et de la trichinose.** 2e édition. Paris, 1866. In-8 de 50 pages et 1 planche.................................. 1 fr. 50

ROMMELAERE. **De la pathogénie des symptômes urémiques.** Étude de physiologie pathologique. In-8 de 80 pages avec 2 planches.. 2 fr. 50

RONDEAU. **Des affections oculaires réflexes et de l'ophthalmie sympathique.** In-8 de 132 pages. Paris, 1866................ 2 fr. 50

ROQUES. **De la coqueluche.** Essai de traitement par les émanations des usines à gaz. In-8 de 56 pages. 1866...................... 1 fr. 50

ROUBAUD, médecin-inspecteur des eaux minérales de Pougues, etc. **Eaux minérales de Pougues,** troubles de la digestion, maladies des voies urinaires. In-8 de 87 pages. Paris, 1865....................... 2 fr.

ROUBY. **Du traitement des varices et spécialement du procédé par les injections de liqueur iodo-tannique.** In-8 de 121 p. 1867. 2 fr.

ROUDANOWSKY. **Études photographiques sur le système nerveux de l'homme et de quelques animaux supérieurs,** d'après les coupes de tissu nerveux congelé. 1 vol. grand in-8 de texte et atlas in-f° de 16 planches contenant 165 photographies. 2e édition. 1870............. 170 fr.

— Le texte se vend séparément................................. 3 fr.

— Demi-reliure maroquin de l'atlas in-fol., monté sur onglets...... 10 fr.

ROUET. **Influence du système nerveux sur les phénomènes physico-chimiques de la vie de nutrition.** In-8 de 50 pages. Paris, 1865.
                                                          1 fr. 25

ROUSTAN. **Recherches sur l'inoculabilité de la phthisie.** In-8 de 100 pages, avec 2 planches................................ 2 fr. 50

ROUVILLE. **Session de la Société géologique de France à Montpellier (octobre 1868).** 1 vol. in-8 avec 19 planches et trois cartes coloriées. 1870.. 7 fr.

ROUYER. **Études médicales sur l'ancienne Rome.** Les bains publics de Rome, les magiciennes, les philtres, etc.; l'avortement, les eunuques, l'infibulation, la cosmétique, les parfums, etc. Paris, 1859. 1 vol. in-8. 3 fr. 50

SABATIER. **De l'absorption.** In-8. 1866...................... 3 fr.

SAINT-ANGE BARRIER. **Le tubercule et la phthisie.** In-8. 1868. 1 fr. 50

SAINT-ANGE BARRIER. **Cancer, scrofule, phthisie.** Notice médicale sur l'établissement de Celles-les-Bains (Ardèche). In-8. 1869........ 1 fr. 50

SAINT-VEL, ancien médecin civil à la Martinique. **Traité des maladies intertropicales.** 1 vol. in-8 de 524 pages. Paris, 1868....... 7 fr.

SALES-GIRONS, médecin-inspecteur des eaux minérales. **Étude médicale sur les eaux minérales de Pierrefonds-les-Bains**; application des eaux sulfureuses pulvérisées au traitement des maladies de la poitrine. Paris, 1864. 1 vol. in-12 de 194 pages, avec figures intercalées dans le texte ... . 2 fr.

SALVA. **Du gaz acide carbonique comme analgésique, et cicatrisation des plaies.** In-8 de 42 pages. Paris, 1860........... 1 fr. 25

SANDRAS. **Étude sur la digestion et l'alimentation et sur la diathèse urique.** 2ᵉ édition. In-8 de 64 pages. Paris, 1865..... 1 fr. 25

SANDRAS. **De l'emploi du fer en thérapeutique,** et en particulier du phosphate de fer du nouveau Codex. 2ᵉ édition in-8 de 54 p. 1867. 2 fr.

SANDRAS. **Essai sur les eaux minérales phosphatées-ferrugineuses.** In-8. 1866............................... 1 fr.

SAPPEY, professeur d'anatomie à la Faculté de médecine de Paris, etc. **Traité d'anatomie descriptive,** avec figures intercalées dans le texte. 2ᵉ édition entièrement refondue. Tome Iᵉʳ, **Ostéologie et Arthrologie.** 1 vol. in-8 avec 226 fig. 1867. — Tome II, **Myologie et Angiologie.** 1 vol. avec 204 figures noires et coloriées. 1869. Prix des tomes I et II. 24 fr.

Les tomes III et IV paraîtront prochainement.

SAVALLE. **Études sur l'angine de poitrine.** In-8 de 83 pages. Paris, 1864 .... 2 fr.

SCHNEIDER, médecin à l'hospice de Thionville. **Préparation à l'exercice de la médecine.** Ouvrage destiné spécialement à initier les jeunes médecins aux réalités de la carrière. 1 vol. in-12 de 216 pages. Paris, 1861... 2 fr.

SCHWICH. **Étude sur la classification des syphilides.** In-8 de 74 pages. 1869.. 1 fr. 75

SÉMÉRIE. **Des symptômes intellectuels de la folie.** In-8 de 104 pages, 1867... 2 fr.

SENTEX. **Des altérations que subit le fœtus** après sa mort dans la cavité utérine et de leur valeur médico-légale. In-8 de 92 pages, 1868. 2 fr.
Mémoire couronné par l'Académie impériale de médecine de Paris.

SENTOUX. **De la surexcitation intellectuelle dans la folie.** 1 vol. in-8, 1867... 4 fr.

SÉRÉ (de). **Du relâchement du pylore, son influence sur la digestion de l'estomac et un certain nombre de maladies chroniques.** 2ᵉ édition, revue et augmentée. In-8 de 68 pages. Paris, 1865. 1 fr. 50

SICARD. **Essai sur la douleur au point de vue physiologique.** Paris, 1863. In-8 de 38 pages......................... 1 fr. 25

SOLARI. **Maladies de matrice (utérus).** Conseils pratiques sur les moyens de prévenir ces maladies et sur leur traitement. Paris, 1863. Grand in-8 de 71 pages...................................... 2 fr.

SOLARI. **Choléra de 1865,** sa marche, son mode de transmission, moyens de le faire disparaître ou d'en arrêter la propagation. In-8 de 45 pages. Paris, 1865... 75 c.

SOLARI. **Traité pratique des maladies vénériennes.** 2e édition. 1 vol. in-12 avec planches coloriées. 1868 .... 6 fr.

SOTTAS. **De l'influence des déviations vertébrales** sur les fonctions de la respiration et de la circulation. In-8 de 71 p. Paris, 1865. 1 fr. 50

SOULIGOUX. **Du ramollissement des os et des moyens d'y remédier,** précédé d'une lettre du professeur PIORRY. 1 vol. in-12. 1866. 2 fr. 50

SOULIGOUX. **De l'examen organique et physiologique du malade pendant son séjour à Vichy.** 1 vol. in-8. Paris, 1869.... 3 fr. 50

SOYRE (de). Chef de clinique, adjoint à l'hôpital de la Clinique d'accouchements. **Étude historique et critique sur le mécanisme de l'accouchement spontané.** In-8 de 210 pages. 1869....................... 3 fr.

SPERINO, professeur d'ophthalmologie à l'Université de Turin, etc. **Études cliniques sur l'évacuation répétée de l'humeur aqueuse dans les maladies de l'œil.** 1862. 1 vol. gr. in-8 de 496 pages.... 6 fr.

SPIESS. **De l'intervention chirurgicale dans la rétention d'urine.** 1 vol. in-8 de 90 pages. Paris, 1866....................... 2 fr.

SPILLMANN. **Des syphilides vulvaires.** In-8 de 116 pages et 3 planches. 1869 .... 3 fr.

STANESCO. **Recherches cliniques sur les rétrécissements du bassin** basées sur 414 cas observés à la clinique d'accouchements de Paris pendant seize ans. In-8 de 120 pages et 16 tableaux. 1869............. 4 fr.

STOKES, professeur royal de médecine à l'Université de Dublin, etc. **Traité des maladies du cœur et de l'aorte,** ouvrage traduit par le docteur SÉNAC, médecin consultant à Vichy. In-8 de 746 p. Paris, 1864.. 10 fr.

STOUFFLET. **Le Choléra à l'hôpital Lariboisière en 1865,** dans ses rapports avec les autres maladies. In-8 de 188 pages. 1866...... 3 fr.

SUCQUET (J. P.). **Anatomie et physiologie.** Circulation du sang. D'une circulation dérivative dans les membres et dans la tête chez l'homme. Mémoire approuvé par l'Académie impériale de médecine, séance du 18 juin 1861. In-8 et Atlas de 6 pl. in-folio, dessins d'après nature par Lackerbauer. Paris, 1862....................... 8 fr.

SUCQUET (J. P.). **Anatomie et physiologie.** D'une circulation du sang spéciale au rein des animaux vertébrés mammifères, et de la sécrétion des urines qu'elle y produit. In-8 de 52 pages avec 5 planches en chromolithographie. 1867....................... 2 fr. 50

SUCQUET. **Commentaire sur la structure microscopique du rein des vertébrés** à l'occasion d'un mémoire de M. Ch.-F. GROSS sur le même sujet. In-8 de 32 pages et une planche. 1869.............. 1 fr.

SUCQUET. **De l'assainissement des décès et des convois funèbres de la ville de Paris.** Grand in-8. 1869 .... 60 c.

TARNOWSKI (Benjamin), professeur à l'hôpital de Kalinkine (hôpital des vénériens), agrégé à l'Académie impériale médico-chirurgicale de Saint-Pétersbourg. **Aphasie syphilitique.** In-8. 1870 .... 3 fr.

THÉVENIN. **Considérations sur le traitement du bec-de-lièvre compliqué.** Grand in-8 de 80 pages, avec 1 planche. 1866...... 2 fr. 50

THIERRY (Émile). **Des maladies puerpérales** observées à l'hôpital Saint-Louis en 1867. Considérations sur leur étiologie. In-8. 1868...   2 fr. 50

THOMAS, professeur à l'École de médecine de Tours. **Eléments d'ostéologie descriptive et comparée de l'homme et des animaux domestiques**, à l'usage des étudiants des écoles de médecine humaine et des écoles de médecine vétérinaire. 1 vol. in-8 accompagné d'un atlas de 12 pl. dessinées par Lackerbauer. Paris, 1865......................   12 fr.

THOMAS (Louis). **Du pneumatocèle du crâne.** In-8 de 89 pages. Paris, 1865........................   2 fr.

THOMAS (H.). **Des tumeurs des paupières.** In-8 de 78 pages avec une planche. 1866......................   2 fr. 50

THULIÉ. **Étude sur le délire aigu sans lésion.** 1 vol. gr. in-8 de 124 pages. Paris, 1865......................   2 fr. 50

TIRMAN. **Recherches sur le traitement de l'étranglement herniaire** et en particulier sur le taxis progressif. Paris, 1863. In-8 de 90 pages.   2 fr. 50

TIXIER. **Considérations sur les accidents à forme rhumatismale de la blennorrhagie.** In-8 de 95 pages. 1866.................   2 fr.

TOSTIVINT. **Essai sur les résections coxo-fémorales**, etc. 1 vol. in-4. 1868........................   2 fr. 50

TRASTOUR, professeur adjoint de clinique médicale à l'Ecole de médecine de Nantes. **Du développement imprévu des tubercules et de la phthisie.** In-8 de 95 pages. Nantes, 1864......................   2 fr.

TRASTOUR. **Nouveau mode de traitement des ulcères des jambes.** In-8 de 32 pages..........................   1 fr.

TRÉLAT, médecin de la Salpêtrière, etc. **La folie lucide, considérée au point de vue de la famille et de la société.** 1 vol. in-8. Paris, 1861........................   6 fr.

TRIADOU. **Des grossesses extra-utérines.** 1 vol. in-8 de 131 pages. Montpellier et Paris, 1866......................   3 fr. 50

TRIQUET. **Leçons cliniques sur les maladies de l'oreille**, ou Thérapeutique des maladies aiguës et chroniques de l'appareil auditif. 1 vol. in-8 de 439 pages, avec figures dans le texte. Paris, 1866...........   6 fr.

TROUSSEAU, professeur de la Faculté de médecine de Paris, etc. **Conférences sur l'empirisme.** Paris, 1862. In-8 de 58 pages....   1 fr. 50

UNION (L') MÉDICALE. Journal des intérêts scientifiques et pratiques, moraux et professionnels du corps médical, paraît trois fois par semaine. L'*Union médicale*, un des journaux les plus répandus en France et à l'étranger, est à la fois un journal et un livre : un journal par la rapidité et l'actualité de ses publications ; un livre par l'importance et la valeur de ses travaux, qui ont pour auteurs le plus grand nombre des célébrités médicales contemporaines. Prix de l'abonnement : pour Paris et les départements : 1 an, 32 fr. ; 6 mois, 17 fr. ; et 3 mois 9 fr., pour l'étranger le port en plus.

Nota. — Notre maison est spécialement chargée de recevoir des abonnements à prix réduit, institués en faveur de MM. les étudiants des Facultés et Écoles de médecine de France.

VAILHÉ. **De la responsabilité médicale.** In-8. 1868......... 50 c.

VALETTE, professeur de clinique chirurgicale à l'école de médecine de Lyon, etc. **De la méthode à suivre dans l'étude** et l'enseignement de la clinique, vitalisme et organicisme. In-8 de 99 p. Paris, 1864... 2 fr.

VALCOURT (de). **Les institutions médicales aux États-Unis de l'Amérique du Nord.** Rapport présenté à Son Exc. le ministre de l'instruction publique le 2 novembre 1868. 1 vol. in-8. Paris, 1869... 3 fr.

VAN HEURCK, professeur de botanique, etc. **Le microscope,** sa construction, son maniement et son application aux études d'anatomie végétale. 1 vol. in-12 de 108 p. avec 35 fig. dans le texte. Paris, 1865. 3 fr.

VAN HOLSBECK. **Compendium d'électricité médicale.** 1 vol. in-12 de 693 pages et 15 figures dans le texte. Édition augmentée d'un aperçu des progrès faits en électrothérapie jusqu'à 1868. Paris......... 7 fr.

VAQUEZ. **Chirurgie conservatrice du pied.** Mémoire sur l'amputation de M. le professeur MALGAIGNE (désarticulation astragalo-calcanéenne, ou amputation sous-astragalienne des auteurs); quelques mots sur l'extirpation du calcanéum (opération de Monteggia). Paris, 1859. 1 vol. in-4 de 179 pages, 2 planches lithographiées et 5 fig. dans le texte..... 3 fr. 50

VAURÉAL. **Essai sur l'histoire des ferments;** de leur rapprochement avec les miasmes et les virus. 1 vol. gr. in-8 de 194 p. Paris, 1864. 3 fr.

VAURÉAL. **Esquisse des effets physiologiques et thérapeutiques de l'eau.** In-8 de 18 pages. Paris, 1865...................... 1 fr.

VAURÉAL. **Genèse et indications du choléra-morbus épidémique.** In-18 de 82 pages. 1867........................... 1 fr. 50

VAURÉAL. **Aperçu du rôle de l'eau dans la nature.** In-8. 1867. 75 c.

VAURÉAL (de). **Étude d'hygiène. De l'aguerrissement des armées; palestrique, entraînement, hygiétique somascétique.** 1 vol. in-12 de 186 pages. 1869............................ 2 fr.

VÉE. **Recherches chimiques et physiologiques sur la fève du Calabar.** In-8 de 34 pages. 1865.......................... 1 fr.

VERDIER. **Recherches sur l'apoplexie placentaire et les hématomes du placenta.** In-8. 1868....................... 1 fr. 50

VELPEAU, clinique chirurgicale de la Charité. **Leçons sur le diagnostic et le traitement des maladies chirurgicales,** recueillies et rédigées par A. REGNARD, interne des hôpitaux, revues par le professeur. In-8 de 60 pages. Paris, 1866 .... 1 fr. 50

VERLIAC. **Recherches sur le diagnostic des épanchements pleurétiques et les indications de la thoracentèse chez les enfants.** In-8 de 116 pages. Paris, 1865...................... 2 fr.

VERNEUIL, professeur à la Faculté de médecine de Paris. **Éloge d'Alph. Robert,** chirurgien honoraire des hôpitaux de Paris, professeur d'anatomie, etc. 1864. In-8 de 96 pages...................... 1 fr.

VERRIER. **Quelle part doit-on attribuer au traumatisme dans les affections puerpérales.** In-8 de 112 pages. 1866............ 2 fr.

VÉSINE-LARUE (de). **Essai sur l'avortement,** considéré au point de vue du droit criminel, de la médecine légale et de la responsabilité médicale, lorsqu'il est provoqué par le médecin pour le salut de la mère. In-8 de 84 pages. 1867... 1 fr. 50

VIELLE. **Essai sur le rôle social de la médecine.** In-8 de 50 pages. Paris, 1866.. 1 fr. 50

VIGNEAU. **De l'exstrophie de la vessie.** Gr. in-8 de 162 p. et 1 planche. 1867.. 3 fr. 50

VIRCHOW, professeur d'anatomie pathologique à la Faculté de médecine de Berlin, membre correspondant de l'Institut de France. **La syphilis constitutionnelle.** Traduit de l'allemand par le docteur Paul PICARD; édition revue, corrigée et considérablement augmentée par le professeur. Paris, 1860. 1 vol. in-8, avec fig. dans le texte......................... 4 fr.

VOELKER. **De l'arthritite blennorrhagique.** In-8 de 151 pages. 1868.
2 fr. 50

VOYET. **De quelques observations de thoracentèse** chez les enfants. In-8 de 100 pages. 1870................................. 2 fr.

VULPIAN, médecin des hôpitaux de Paris, professeur agrégé à la Faculté de médecine. **Des pneumonies secondaires.** In-8. 1860....... 2 fr.

VULPIAN. **Recherches expérimentales relatives aux effets des lésions du 4e ventricule et spécialement à l'influence de ces lésions sur le nerf facial.** In-8 de 68 pages et 12 figures. Paris, 1861... 2 fr.

WECKER, médecin-oculiste de la maison Eugène-Napoléon, professeur de clinique ophthalmologique, etc. **Traité théorique et pratique des maladies des yeux.** 2e édition revue et augmentée, accompagnée d'un grand nombre de figures dans le texte et planches lithographiées. 2 forts vol. in-8 avec un joli cartonnage en toile. 1868..................... 26 fr.

WECKER. **Des nouveaux procédés opératoires de la cataracte parallèle et critique.** In-8, fig. 1868......................... 75 c.

WECKER et JÆGER. **Traité des maladies du fond de l'œil,** 1 vol. in-8 accompagné d'un atlas de 29 planches en chromo-lithographie. 1870.
35 fr.

WILLIÈME. **Des dyspepsies dites essentielles.** Leur nature et leurs transformations, théories pratiques. 1 vol. in-8 de 620 pages. 1868..... 8 fr.

WINTREBERT. **Des courants continus et de leur action sur l'organisme.** In-8 de 68 pages. 1866......................... 1 fr. 50

YGONIN. **Des obstacles que le col utérin peut apporter à l'accouchement.** In-8 de 127 pages. Paris, 1863.................... 2 fr.

Paris. — Imprimerie de E. MARTINET, rue Mignon, 2.